"**妈妈爸爸在线**"丛书

本书获得上海市科学技术委员会
"长三角极低出生体重早产儿精细化照护技术的联合攻关项目"
（项目编号：18495810800）资助

早产儿 家庭精细化护理 指导手册

——从住院到家庭的过渡

曹 云　胡晓静　主编

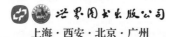

世界图书出版公司

上海·西安·北京·广州

图书在版编目(CIP)数据

早产儿家庭精细化护理指导手册：从住院到家庭的
过渡 / 曹云, 胡晓静主编. —上海：上海世界图书出
版公司, 2019.11 (2020.8重印)
　ISBN 978-7-5192-6809-1

　Ⅰ.①早… Ⅱ.①曹… ②胡 Ⅲ.①早产儿-护理
-手册 Ⅳ.①R473.72-62

中国版本图书馆CIP数据核字(2019)第217851号

书　　名	早产儿家庭精细化护理指导手册——从住院到家庭的过渡
	Zaochaner Jiating Jingxihua Huli Zhidao Shouce
	——Cong Zhuyuan Dao Jiating de Guodu
主　　编	曹云 胡晓静
策划编辑	沈蔚颖
责任编辑	李晶
封面插画	佳和茗
内文插画	诺拉
出版发行	上海世界图书出版公司
地　　址	上海市广中路88号9-10楼
邮　　编	200083
网　　址	http://www.wpcsh.com
经　　销	新华书店
印　　刷	上海景条印刷有限公司
开　　本	787 mm × 1092 mm　1/32
印　　张	7.75
字　　数	100千字
印　　数	13001—22000
版　　次	2019年11月第1版　2020年8月第3次印刷
书　　号	ISBN 978-7-5192-6809-1/R·522
定　　价	39.80元

编者名单

主　编　曹云　胡晓静

编写人员（按姓氏音序排序）

何嘉燕　季福婷　李丽玲　陆春梅　吕天婵

钱葛平　陶一波　王　丽　杨童玲　姚莉莉

于　玲　袁　皓　郑如意　朱晓婷

每一位早产宝宝，都是值得尊敬的英雄！

序

　　复旦大学附属儿科医院作为国家儿童医学中心，秉承"一切为了孩子"的宗旨，全方位关注儿童健康。儿童健康与其新生儿期的照护养育及生长发育密切相关。复旦大学附属儿科医院新生儿科1953年建科，66年来救治了无数的小生命，为社会做出了巨大贡献。随着医学的发展，很多危重新生儿得到救治，新生儿科收治的出生体重低于1 500 g的小早产儿越来越多，年收治数量近500例，救治成活率达到发达国家水平。除了得益于先进的救治技术，救治理念的转变也非常重要。新生儿科在医院的"慈善关爱"理念的引领下，与社会力量共同建立了专项慈善基金，使更多的小生命得到救治。随着小早产儿的存活率逐年上升，新生儿科的医护人员又将关注的目光从救治转移到提高小早产儿的生存质量上，先后开展了袋鼠式照护、家庭参与式照护、早产儿—家庭—医护专业人士三元联动等模式，逐步将家属引入到照护小早产儿的团队中来，充分发挥了父母在早产儿生命早期的关键作用。为了让更多的早产儿父母更好地学习小早产儿照护的专业知识，发挥父母在小早产儿住院期间和出院后的延续照护作用，提升小早产儿从住院到回归家庭过程中的照护质量，减少小早产儿因为家庭照护不当引起的再返医院救治比例，帮助小宝宝们顺利回到家庭，新生儿重症监护病房的曹云主任和护理部胡晓静副主任，医护联手，为小早产儿的父母及其家庭奉献上这本浓缩了整个新生儿科医护人员专业知识和丰富经验的照护宝典，用通俗易懂的文字描述了小早产儿的特点，书中像聊天一样，通俗地阐述了照护小早产儿的每一个细节和要求，同时匹配了具体照护细节的操作视频，扫码即可观看，将枯燥的理论变得生动、形象、可操作。

另外，在本书得以完成编写及出版之际，衷心感谢新生儿医护团队，感谢医院社会发展部、上海市儿童健康基金会"早产儿从住院到家庭的过渡"项目的支持、上海市科委"极超低出生体重早产儿精细化照护"项目的支持，在大家的期待和关注下，盼着小早产儿父母能够早点拿到这本书，能够早点让更多的小早产儿及家庭受益，也更多地引起全社会对小早产儿健康的关注！

复旦大学附属儿科医院党委书记 徐虹

2019年5月

前　言

　　继复旦大学附属儿科医院新生儿科出版的《早产儿家庭喂养指导手册》之后，又一本以早产儿家庭照护为主要内容的科普书籍《早产儿家庭精细化护理指导手册——从住院到家庭的过渡》即将出版。这本书主要为早产儿父母，尤其是住院早产儿的父母学习有关知识提供帮助。早产儿尤其是出生体重1 500 g以下的小早产儿数量逐年增多。复旦大学附属儿科医院新生儿重症监护病房内每年收治这样的小早产儿近500例，这些小早产儿的住院时间一般都比较长，在住院期间由专业医生和护士进行照护，早产儿的父母并不熟悉如何照护这些小早产儿，尽管平时新生儿科开办的家长学校内容很丰富、频次很高、教学方式也很多样化，出院之前专业护士还会针对性地教给父母如何照护，但是没有一本专业的书籍提供给父母，让他们在早产儿出院回家后仍然能够经常拿出来参考。出于这样的目的，复旦大学附属儿科医院的新生儿科医护团队共同撰写和出版了本书，以帮助早产儿父母学习和掌握从住院期间开始早产儿照护的知识和技能,一直到早产儿出院后的居家照护技能以及早产儿居家异常症状的观察和初步处理、什么时候及时就诊等知识,有助于早产儿父母以及家庭全程全面学习和掌握早产儿照护的知识和技能,同时,书中还提供了各种照护技能的小视频链接,有助于早产儿父母扫码观看。

通过本书进行早产儿照护知识的传播,该举措具有贴近患儿、贴近家庭、贴近社会的"三贴近"特点,将非常专业的早产儿照护知识深入浅出地教授给早产儿父母,希望能够提高早产儿父母的相关医学知识水平,降低早产儿出院后再入院的发生,有助于进一步改善早产儿的生活质量,提高社会人口素质。非常感谢团队的付出,感谢医院的支持和鼓励,感谢上海市儿童基金会、上海市科委等部门的重视和支持!最后非常感谢小早产儿的父母和家庭,你们很坚强,愿小早产儿有美好的未来!

曹 云 胡晓静

2019年5月

目　录

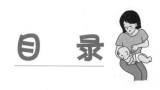

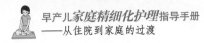

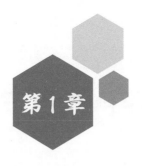

第1章

早产儿的特殊表现及护理

胎龄在37足周以前出生的活产婴儿称为早产儿或未成熟儿。他们的出生体重大部分在2 500 g以下，头围在33 cm以下。他们的器官功能和适应能力较足月儿差，所以需要给予早产儿特殊护理。在对早产儿进行特殊照护内容讲授之前，父母需要先了解早产儿的特点以及他们到底有哪些特殊表现。

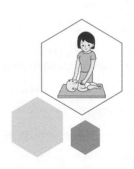

特殊的早产宝宝

早产儿的外观特点是全身各个系统都发育不成熟，很脆弱，皮肤角质层也很少，容易发生皮肤损伤，所以对于早产儿的照护就需要精细化。

一、外观特点

早产宝宝孕周越小皮肤越薄嫩，组织中含水量多，容易有凹陷性压痕，红色、皮下脂肪少、肌肉少、手足底皱痕少，指甲短而且软，未达指（趾）端。同时，早产宝宝躯干部的胎毛长，头部毛发短少，头较大，囟门宽，耳壳平软与颅骨相贴，缺乏软骨，耳舟未形成；胸廓软，乳晕成点状，边缘不突起，乳腺无结节或小于4 mm，腹部较膨隆，阴囊发育差。男宝宝的睾丸常在外腹股沟中，在发育过程中逐渐降至阴囊内，女宝宝大阴唇不能覆盖小阴唇，小阴唇分开而突出，身长小于47 cm；头占全身比例1/3（图1-1）。早产儿体重增长的倍数较足月儿大，1岁时，足月儿体重大致等于出生时的3倍，而出生体重在1 501～2 000 g的早产儿可达出生时的五倍半，而出生体

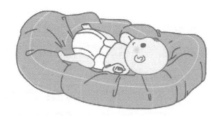

图1-1 早产宝宝的外观特点

重在1 001 ～ 1 500 g者可达7倍。

二、解剖生理特点

1. 呼吸系统

早产宝宝呼吸快而浅，因呼吸中枢发育不成熟，呼吸控制系统不稳定或受到抑制，常有周期性呼吸或呼吸暂停（面色发绀，呼吸暂停时间＞20 s，心率＜100次/min）。

2. 循环系统

早产宝宝动脉导管未闭（PDA）较为常见，易引起肺水肿、呼吸衰竭、喂养不耐受、心力衰竭等，早产儿血压收缩压在45 ～ 65 mmHg，平均动脉压高于孕周数值，早产儿容易出现低血压。

3. 消化系统

早产宝宝吸吮及吞咽能力弱，一般在纠正胎龄36周以后吸吮呼吸和吞咽才能协调，所以在早期可以采用安慰奶嘴锻炼早产儿的吸吮能力。早产儿胃肠道动力弱，易导致呛咳、呕吐和胃食管反流。早产宝宝因为肠道发育不成熟，故在缺氧、喂养不当等因素或多因素作用下可能会发生坏死性小肠结肠炎（NEC）。肝脏不成熟，对胆红素代谢和排泄能力差，故与足月儿相比早产儿黄疸持续时间更长，程度更重，易发生核黄疸；肝功能的不完善，凝血酶原第 V 因子、第 Ⅶ 因子、第 X 因子等均较足月儿低，凝血机制不健全，当外伤、缺氧、感染、凝血机能障碍时，易导致出血而且较重，脑部血管更易受伤出血，也可出现原因不明的肺出血。此外由于肝糖原转化为血糖功能降低，在饥饿时，血糖易过低，合成蛋白质能力差，可因血浆蛋白低下形成水肿。

4. 神经系统

早产宝宝神经系统发育的成熟度与胎龄有关系，胎龄越小原始反射越不完全，如拥抱反射不明显，四肢肌张力低，咳嗽、吸吮、吞咽反射均差。同时神经兴奋性高，易出现惊跳和抖动。

5. 体温调节

早产宝宝体表面积相对较大，尤其头部面积更大，使散热机会增加，皮下脂肪薄，特别是棕色脂肪少，造成产热不足，均可导致体温过低。他们的体温很容易随着环境温度的变化而变化。此外，由于汗腺发育不成熟，出汗功能不全，当外界环境温度过高时亦容易发生体温过高。

6. 免疫系统

早产宝宝皮肤薄嫩易损伤，免疫球蛋白lgG在母亲孕32周后才能传递给胎儿，所以早产儿通过胎盘从母体获得的lgG含量很少，加上自身细胞免疫及抗体lgA、lgD、lgE、lgG和lgM均合成不足，补体C3浓度低，细胞的吞噬功能不成熟，使早产儿对各种感染的抵抗非常弱，易发生败血症、坏死性小肠结肠炎、感染性肺炎等。

7. 血液系统

早产宝宝体重越小，出生后生理性贫血出现越早、程度越重、持续时间越长，6周后的血红蛋白可降至70 ~ 100 g/L，血小板数值也低，易发生出血。铁及维生素A、维生素D的储存量减少，易发生各种营养缺乏。

8. 泌尿系统

由于肾小球、肾小管不成熟，肾小球滤过率低，尿素、氯、钾、磷的清除率也低，故蛋白尿较为多见，早产宝宝出生后体重下降快，并且因易感染、呕吐、腹泻和环境温度的改变而导致酸碱平衡失调。

早产宝宝的体温

早产宝宝因皮下棕色脂肪少，产热少，体表面积大，散热多，又不会打寒战产热，他们的体温很容易下降，环境温度如果没有达到他们的需求，他们的四肢很快就变冷，如果环境温度过高，超过他们的需求，他们又会发生体温过高。所以早产宝宝的体温照护需要很精细！

一、正常体温

按照WHO的定义，正常早产儿体温范围是36.5 ~ 37.5℃；体温≤36.5℃即为低体温；体温＞37.5℃即为发热。

早产儿的体温需要经常监测，在住院期间，一般每6 h监测一次，一天测量4次，测量体温的方法——使用电子体温计测量早产儿腋窝或后背肩胛间区的温度。不建议使用水银体温计，因水银体温计容易摔碎，汞容易外泄而发生意外。禁止测量肛温，容易损伤直肠黏膜造成出血甚至穿孔。不建议测量耳温或额部温度，因为这些部位的温度易受环境温度的影响，造成不准确。较大的婴儿可以考虑测耳温。

二、发热处理

发热需要进行物理降温，物理降温的方式包括松衣被、降低室温（22～25℃）、温水浴（水温35～37℃）。具体方法：

（1）头部及血管丰富处冷敷：用冷毛巾放于宝宝头部，同时，也可将冷毛巾放于腋窝、腹股沟等大血管经过处。

（2）温水擦浴：35～37℃温水，擦浴宝宝颈、胸、腋下、上肢、手背、腹股沟、下肢及脚心、脚背等部位。每次15～30 min，以促进机体蒸发散热。

在早产儿住院期间的降温方法一般以减少衣被或者降低环境温度为主，如果效果不明显，可以采用冷敷，但是不可以冰敷，不可以冷敷宝宝的脚掌、肚子等部位，也不可用酒精棉球擦拭降温。所以，家长还是要关注降温的方法和部位。

早产宝宝体温升高不一定就是异常

有些妈妈发现宝宝体温超过37℃，就以为宝宝发低热，于是带宝宝到医院，要求医生给宝宝做检查，但结果却一切正常。这是怎么回事呢？其实宝宝的体温易于波动。感染、环境以及运动等多方面因素，都可使宝宝的体温发生变化。宝宝体温的升高不一定就是异常，也就是说，体温的升高不一定就是发热。若有短暂的体温波动，但全身状况良好，又没有其他异常表现，妈妈就不应认为宝宝在发热。其实，就像我们大人在运动后体温会有所升高一样，小宝宝哭闹、吃奶等正常生理活动后，体温也会升高。一般情况下，体温不会升得太高，多为37.5 ~ 38.0℃。体温升高是由于哭闹、吃奶等正常生理活动导致肌肉产生了更多的热量。这些原因导致的体温升高，在运动结束后会很快恢复到正常水平。也就是说，不能只根据体温作为确定异常的指标。遇到这些情况时，妈妈可继续观察宝宝体温的变化，一般不需任何处理。细心的妈妈有时用手触摸宝宝，觉得宝宝身体挺烫的。如果宝宝吃奶后或哭闹后体温稍高，这种情况可以在宝宝安静时或睡眠后再测体温。

给宝宝降温时，妈妈一定要特别注意：

◇ 忌用酒精擦浴——防止体温急剧下降低于35℃，造成不良影响。

◇ 慎用退热药——易对宝宝产生毒性作用。

◇ 体温高于38℃或有异常表现（哭闹、吐奶、精神萎靡等）请及时就医。

三、低体温处理

　　早产宝宝比足月宝宝来说更容易发生低体温，当早产宝宝体温在36 ～ 36.5℃，发生了轻度低体温的时候，可以给宝宝使用预热的温暖的棉衣、包被，给宝宝戴帽子，半小时后再次测量体温，当体温仍然低于36℃时及时就医。一般来说，体温低于36℃视为体温过低，早产儿由于体温调节中枢系统还没有发育完善，并且皮下脂肪较薄容易散热，因此很容易出现体温过低现象。体温过低的早产儿一般表现出一定的症状，例如哭声低微、不肯吃奶、皮肤凉、血糖含量过低、皮下脂肪往往出现肿块等，一般用"不吃、不哭、不动"来形容早产儿发生的低体温或其他例如感染的情况。体温过低的新生儿如得不到及时的复温会导致身体虚弱，抵抗力差，严重时甚至会威胁生命安全。所以，妈妈一旦发现自己的宝宝体温过低，一定要采取措施来提高体温或寻求医生的帮助。

早产宝宝的呼吸

早产宝宝因发育未成熟，呼吸浅而快，并且采用的是腹式呼吸，由于呼吸中枢发育未完善，容易发生呼吸暂停，如果未及时发现，后果很严重，而且早产儿很多疾病都会表现出呼吸困难、鼻翼扇动、前胸以及肋间呼吸时会出现吸凹，学会仔细观察对于早期发现宝宝的问题很重要。

一、正常呼吸

早产宝宝的胸廓呈圆桶状，肋间肌薄弱，呼吸靠膈肌升降，造成腹式呼吸。宝宝正常呼吸次数是40 ～ 60次/min，如何观察宝宝的呼吸可以数1 min呼吸次数，妈妈可以数出宝宝1 min呼吸次数，来观察宝宝是否有呼吸增快或减慢。可以在宝宝安静或睡眠状态时数宝宝的呼吸次数，因为如果宝宝害怕、咳嗽、哭闹或恼怒，都会影响他的呼吸，则无法正确地数出宝宝的呼吸次数。

如何数宝宝的呼吸次数

◇ 观察宝宝的腹部或胸部的起伏情况。宝宝的腹部或胸部的一起一伏为一次呼吸。一般情况下，即使宝宝穿着衣服，也可以看清他的腹部或胸部的起伏，如果看不清，妈妈可以掀起宝宝的衣服后再观察，还可以将一只手轻轻放在宝宝的腹部或胸部来感觉宝宝的起伏运动。

◇ 观察棉花纤维的来回运动情况。用一根棉签，将棉签上的棉花抻出细细的棉纤维，将棉签放在宝宝的鼻孔处，计数棉纤维的来回运动，一个来回为一次呼吸。

◇ 如果家中有听诊器，妈妈也可以将听诊器直接放在宝宝胸部听呼吸音，计数呼吸次数。

妈妈在观察宝宝的呼吸时，还要注意观察宝宝呼吸节律是否规律，呼吸深度是否一致，胸廓两侧的呼吸活动度是否对称，呼吸时有无异常气味，有无烦躁不安、鼻翼扇动、口唇发青等。

二、呼吸暂停和周期性呼吸

早产宝宝呼吸中枢发育不成熟，呼吸控制系统不稳定或受到抑制，常有周期性呼吸或呼吸暂停。

1. 呼吸暂停

一段时间内无呼吸运动；继发性呼吸暂停：呼吸停顿超过20 s或＜20 s但伴有发绀或突发明显的苍白及肌张力减退，或伴有心动过缓（心率＜100次/min）的异常呼吸。

2. 周期性呼吸

20 s内有3个≥3 s的规则间歇的呼吸停顿，但不伴有心动过缓及皮肤颜色的改变。如发生以上症状，一边给予刺激、托背、弹足底，一边求助就医。

所以，学会数早产宝宝的呼吸次数，学会观察宝宝呼吸时候是否费力，观察宝宝是否发生了呼吸暂停对于父母来说很重要。

早产宝宝的心率

早产宝宝的心率一般很快，父母可以通过触摸宝宝手臂正中的肱动脉搏动来数1分钟的搏动数（心率），也可以用听诊器放置在宝宝的左前胸数1分钟的心跳次数，如果在早产宝宝住院期间，一般使用心电监护仪来监护宝宝的心率等生命体征。心率过快过慢都意味着宝宝可能发生了某些问题。

一、正常心率

早产宝宝正常心率范围一般是120 ~ 160次/min；通常早产宝宝住院的时候采用心电监护来监护宝宝的心率等指标，监护仪上设置的报警范围是100 ~ 180次/min。

早产宝宝的父母可以学习触摸宝宝的肱动脉搏动（手臂中部偏上偏内侧）来评估宝宝的心率，数1分钟的搏动次数就是宝宝的心率，也可以家中备有听诊器，将听诊器放置在宝宝的左前胸心尖搏动的地方能够很明显地听到心跳声，数1分钟就知道宝宝的心率了，如果宝宝发热、烦躁、脱水或感染等早期心率会增加，甚至超过正常范围，早产宝宝的父母应该警惕，需要密切观察，采用安慰宝宝、松解包被、补充液体等方法，然后再观察宝宝的心率是否正常，如果宝宝的心率持续增高应该及时就医，或者如果宝宝的心率持续下降，甚至到正常范围以下，也应该马上就医。

二、心脏听诊杂音

心脏杂音指在心音与额外心音之外，在心脏收缩或舒张时血液在心脏或血管内产生湍流所致的室壁、瓣膜或血管振动所产生的异常声音，是具有不同频率、不同强度、持续时间较长的嘈杂声。某些杂音是诊断心脏病的主要依据，如在心尖区出现舒张中期伴收缩期前递增性隆隆样杂音，可诊断为二尖瓣狭窄。心脏杂音的听诊有5个瓣膜听诊区，分别为主动脉瓣听诊区、主动脉瓣第二听诊区、肺动脉瓣听诊区、二尖瓣听诊区和三尖瓣听诊区。新生儿科医生或护士在早产儿生后6～72 h需要使用新生儿专用双面听诊器在心脏的瓣膜听诊区听诊心脏杂音，之后应该给予早产宝宝血氧饱和度检测来早期发现心脏病，如果早产儿一出生就被送入新生儿病房或者新生儿重症监护病房，需要吸氧等治疗，那么应该在出院前完成先天性心脏病筛查的工作。

先天性心脏病早期筛查

◇ 建议家长在早产宝宝出生后给孩子做先天性心病

病早期筛查。很多早产宝宝心脏结构异常在妈妈做产检的时候就能够发现，但是也有相当一部分先心病的宝宝在产检的时候没有被发现出来。

◇ 有一些早产宝宝心脏结构异常是非常严重的，我们称之为危重先天性心脏病，大部分危重先天性心脏病为导管依赖型或肺循环缺陷型，会因为严重的心力衰竭、低体循环容量以及休克等原因威胁生命。如果没有被及时发现，或者出院后才发现的话，病死率会很高。

◇ 即便是存活下来的危重先天性心脏病患儿最明显和严重的后遗症是神经系统后遗症。神经系统后遗症发生的危险因素存在于手术前、手术中和手术后。研究证实具有左心发育不良综合征的患儿在胎儿时期有高达30%的脑发育不全的危险。患儿若存在左心室流出道梗阻，例如主动脉狭窄，具有很高的颅内出血的危险。

◇ 新生儿中早产儿发生先天性心脏病的比例并不低，而且先天性心脏病患儿常见的问题是肌张力异常、烦躁、口腔运动的不协调、喂养困难等。

◇ 长期的后遗症包括轻度的认知、注意力和神经运动功能障碍等问题。目前，未被发现的先天性心脏病仍然是具有挑战性的问题。据估计，每15 000～26 000人中有1个新生儿存在未被发现的先天性心脏病，从而导致严重后果，大约有30%的先天性心脏病婴儿在诊断之前死亡。

◇ 2010年，美国新生儿和儿童遗传性疾病咨询委员会建议应该对先天性心脏病进行普查。2011年1月成立了先天性心脏病筛查工作组，并推动立法开展新生儿先天性心脏病筛查工作。

在中国，复旦大学附属儿科医院研发了新生儿先天性心脏病双指标筛查法（经皮脉氧+心脏杂音听诊），目前已在全国推广应用。

◇ 具体的先天性心脏病筛查方法如下：

（1）血氧饱和度的监测：① 右手或任意一脚的 $SPO_2 < 90\%$；② 右手或任意一脚的 SPO_2 连续2次测量（每次间隔 $2 \sim 4$ h）均为 $90\% \sim 94\%$；③ 右手或任意一脚的 SPO_2 差值连续2次测量（每次间隔 $2 \sim 4$ h）均 $> 3\%$；以上3条满足任何一条即为筛查阳性。

（2）心脏杂音听诊：任何性状的心脏杂音级别 $\geq$ Ⅱ级都是筛查阳性。筛查阳性的患儿再通过心脏超声检查进一步证实或排除先心病。虽然筛查不是百分之百准确的，但是可以筛查出绝大部分的先天性心脏病患儿。

早产宝宝的皮肤颜色

早产宝宝的皮肤因为各种情况而呈现不同的颜色，我们希望早产宝宝能够红润、光滑，皮下脂肪丰满，但有些疾病状态下，早产宝宝皮肤看上去是苍白、灰色或者紫色的，有时候皮肤上会出现花纹等，这些异常的皮肤颜色都应该引起父母的关注，无法解释的时候应该及时就医。

一、健康的肤色

健康的足月新生儿的皮肤是红润的，光滑的，有的皮肤表面有少许胎脂，肩背部有少许胎毛，皮下有丰满的脂肪。甚至有的宝宝生后头几天的皮肤好像很粗糙，甚至有脱皮，有皱褶的地方还会有皲裂。这是因为宝宝的皮肤长期在羊水中浸泡，出生后干燥，看上去非常粗糙。但是过几天之后就会很光滑了。

早产宝宝刚出生时皮肤看起来很薄嫩，像凝脂般，透明，颜色红；皮肤发亮，可出现水肿；胎毛多；皮下脂肪薄，可有较多胎脂，像我们常吃的奶油蛋糕上的奶油。胎

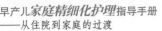
脂看上去黏黏的，是由皮脂腺分泌的皮脂和脱落的表皮细胞形成的，具有保护皮肤、防止感染和保暖的作用，出生后逐渐被皮肤吸收。一般不要特意用水洗去或擦去，那样可能会削弱了胎脂对皮肤的保护和保暖功能，又很容易损伤皮肤甚至诱发感染。但如果耳朵后、腋下或其他皱褶处胎脂较厚，可在生后 6 h 后用葵花油、豆油等植物油或有专门护理皮肤的宝宝皮肤清洁霜轻轻擦去。如果孕周比较小的早产儿可能身上看不到胎脂，皮肤在刚出生的几天是红润的，之后当皮下组织中水分都排出后可能会出现皮肤看上去没有那么薄嫩、透明，住院时间久的早产儿可能皮肤干燥、蜕皮。

二、不健康的肤色

早产宝宝如果出现面色、口唇发绀（青紫），说明宝宝缺氧，有部分先天性心脏病的宝宝也会面色发绀，宝宝呛奶的时候会出现口唇面色发绀，所以喂养宝宝要很小心，观察如果他们表现出吃奶累了就应该及时拔出奶嘴让他们休息；贫血会造成面色苍白，早产儿很容易贫血，有些早产儿在回家后出现贫血，所以父母要特别注意宝宝的营养，同时要定期随访。病情严重也会面色苍白，遇到面色发绀、苍白应及时就医。宝宝肢端皮肤正常为红润，温暖，如果宝宝肢端苍白、冷，说明末梢循环差，体温低、病情严重均可引起上述症状，及时保暖，同时及时就医。

早产宝宝常见特殊现象

　　早产宝宝出生后会出现各种各样的现象，有些现象是生理性的，父母可以不用紧张，但是也要关注，例如生理性体重下降，要关注什么时候恢复到出生体重，如果很久都恢复不了，那就有问题了。

一、生理性体重下降

　　出生后2～4 d的早产宝宝由于摄入量少、不显性失水及胎粪排出等原因可使体重下降6%～9%，但一般不超过10%，10 d左右恢复至出生体重。

二、生理性黄疸

　　生理性黄疸是由于新生胆红素产生过多、肝脏功能不成熟、肠肝循环而导致胆红素浓度增高而出现的黄疸。生理性黄疸是新生儿的一种特殊生理现象，正常新生儿几乎都有。生理性黄疸一般4～5 d黄疸程度达到高峰，约10 d内逐渐消失，不需特殊治疗。但是对于早产宝宝来说，特别要关注测得胆红素的值，而不是靠肉眼观察黄疸的情况，生理性黄疸对于早产儿来说可能是病理性的，所以要小心，如果发现皮肤呈浅黄色，眼白微带黄色，口腔黏膜微黄，也应该及时就医测量胆红素的情况。如果婴儿出生后24 h内就出现，且持续的时间较长，黄疸色深呈橙黄色，这个时候提示这是一个危险的信号，就要及时进医院请医生诊断治疗，不然，容易发生"核黄疸"，也就是胆红素进入了中枢神经系统，会导致脑病的发生。

三、"马牙"和"螳螂嘴"

"马牙"或称"板牙"，是指在宝宝上腭中线和齿龈部位有散在黄白色、米粒大小隆起，系上皮细胞堆积或黏液腺分泌物所致，数周或数月后可自然消退；"螳螂嘴"是指口腔两侧的颊部各有一个利于吸吮的隆起的脂肪垫，不能挑破，以免感染，这与足月宝宝比较相似（图1-2）。

图1-2　螳螂嘴　　　　　　马牙

四、粟粒疹及红斑

出生后1～2天，宝宝头部、躯干和四肢出现大小不等的红色斑丘疹，为"新生儿红斑"，1～2天可自然消退；鼻尖、鼻翼、颜面部可见米粒大小的黄白色皮疹，称为"粟粒疹"，为皮脂腺堆积所致，亦可自然消退（图1-3）。

图1-3　粟粒疹　　　　　红斑

第2章

早产儿常见症状及处理

　　早产宝宝在住院期间出现的各种症状有医生和护士会给予处理，出院后父母对于早产宝宝出现的各种症状可能因为一头雾水而惊慌失措，不懂也不会采用正确的方法应对，本章节从早产宝宝可能会出现的各种症状对家长进行教育，使得家长能够很好地理解宝宝出现的问题，并能够给予基本的处理。

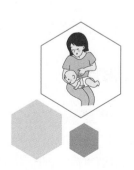

皮疹和湿疹

早产宝宝皮肤容易发皮疹，主要是与早产儿生长发育不成熟有关系。当发现宝宝有皮疹的时候要做一些基本判断，考虑可能造成皮疹的原因，对症处理，如果出现一些无法解释的皮疹，应及时就医。

一、皮疹

皮疹是早产儿常见的症状。根据有无出血将皮疹分为两大类：出血疹和非出血疹。出血疹通常不高出皮肤、压之不褪色，包括瘀点、瘀斑。非出血疹包括斑疹、丘疹、斑丘疹、疱疹、大疱、脓疱、风团和结节。新生儿皮疹大多不是病变，属于自然现象，长大些后自然消失。

二、湿疹

湿疹是一种变态反应性皮肤病，就是平常说的过敏性皮肤病。主要原因是对是对食入物、吸入物或接触物不耐受或过敏所致。患有湿疹的宝宝起初皮肤发红、出现皮疹、继而皮肤发糙、脱屑，抚摸宝宝的皮肤如同触摸在砂纸上一样。遇热、遇湿都可使湿疹表现显著。早产儿早期一般不会出现湿疹，随着他们生后日龄的增加，尤其是出院后，他们已经是大的婴儿了，可能还会发湿疹，爸爸妈妈一般都很苦恼。

渗出型的湿疹多发生于肥胖、有渗出性体质的婴儿。初起于两颊，发生红斑，境界不清，红斑上密集针尖大丘疹、丘疱疹、水疱和渗液。渗液干燥则形成黄色厚薄不一的痂皮，常因剧痒、搔抓、摩擦而致部分痂剥脱，显露有多量渗液的鲜红糜烂面。重者可累及整个面部及头皮。如有继发感染可见脓疱，并发局部淋巴结肿大，甚至发热等全身症状。少数患儿由于处理不当扩展至全身变为红皮病，并常伴有腹泻、营养不良、全身淋巴结肿大等。

干燥型的皮疹常见于瘦弱的婴儿，为淡红色的暗红色斑片、密集小丘疹而无水疱，皮肤干燥无明显渗出，表面附有灰白色糠状鳞屑。常累及面部、躯干和四肢。慢性时亦可轻度浸润肥厚、皲裂、抓痕或结血痂。脂溢型，其特点为皮损发生在头皮、耳后等皮脂腺发达区，可产生黄色厚痂，但其基本特点和渗出型相似。

湿疹起病大多在生后 1 ～ 3 月龄，6 个月以后逐渐减轻，1 ～ 2 岁以后大多数患儿逐渐自愈。一部分患儿延至幼儿或儿童期。病情轻重不一。皮疹多见于头面部，如额部、双颊、头顶部，以后逐渐蔓延至额、颈、肩、背、臀、四肢，甚至可以泛发全身。初起时为散发或群集的小红丘疹或红斑，逐渐增多，并可见小水疱，黄白色鳞屑及痂皮，可有渗出、糜烂及继发感染。患儿烦躁不安，夜间哭闹，影响睡眠，常到处瘙痒。由于湿疹的病变在表皮，愈后不留瘢痕。

在秋冬季节干燥常常会诱发宝宝湿疹。对付湿疹三分靠药物，七分靠保湿，保湿不够非常容易发生湿疹，要注意预防为主，宝宝皮肤嫩，可以选择一些天然、口碑好的宝宝面霜进行涂抹，一般要抹得多一些、厚一些，要选用霜或者膏（cream），而不是露（lotion），采用多次、多量的方法涂抹可以帮助宝宝湿疹自愈。如果患了中、重度湿疹，一定要在医生指导下为宝宝用药。

黄　疸

早产儿黄疸一般是在生后早期，由于胆红素代谢异常，引起血中胆红素水平升高，而出现以皮肤、黏膜及巩膜黄染为特征的病症，是常见的临床问题。也有一些早产儿在出生后数月仍然存在黄疸，可能与肝脏功能异常或者胆汁淤积等有关，明确原因很重要，宝宝发生黄疸要严密监测，必要时积极就医处理。

一、黄疸的基本知识

黄疸发生时，宝宝皮肤出现黄色或橙色，黄疸非常常见，3名早产儿里就会有2名发生黄疸；黄疸的发生是因为红细胞被破坏引起的，红细胞被破坏时释放一种化学物质叫胆红素，肝脏的功能是将血液中的胆红素从体内清除，正常情况下胆红素随着肠蠕动从肠道排出。如果胆红素没有找到排泄的出路，便会停留在皮肤中，引起皮肤颜色变黄（图2-1）。

早产儿宝宝出生时体内有较多的红细胞，宝宝并不需要这么多的红细胞，这些多余的红细胞被破坏时就会释放出很多的胆红素。宝宝有皮肤软组织损伤时会有多余的细

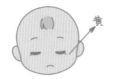

图2-1　黄疸宝宝的特征

胞从体内清除，所以会有发生黄疸的危险。有时候，宝宝的血型不同于妈妈的血型，宝宝的红细胞会被破坏得更快，这些宝宝的黄疸经常在生后的一两天内出现。

宝宝的肝脏需要有几天的准备时间来进行血中多余胆红素的清除，早产儿的肝脏对于清除胆红素的工作更加困难。所以早产儿更容易发生黄疸。

大部分的健康宝宝黄疸并不严重，不需要治疗，开始几天内会越来越严重，出生后4～5天的时候达到高峰，之后黄疸每天会退一点。如果宝宝血里面的胆红素水平持续很高的话会引起伤害，特别高的胆红素会伤害到大脑，甚至引起听力丧失。通过化验宝宝的血可以知道血里面胆红素的水平。

父母亲经常会问，"正常的胆红素水平是多少？"这取决于宝宝多大，胆红素上升的水平多快，一个生后3天的宝宝正常的胆红素水平相对于一个出生后1天的宝宝来说就太高了。

哪些原因会导致黄疸发生？

◇ 早产

◇ 兄弟姐妹有发生过黄疸

◇ 母乳喂养

◇ 出生过程中受到过损伤

◇ 分娩过程中使用过胎头吸引器等

二、黄疸的相关检查

将宝宝抱至窗口，但是不要直接接触太阳光。将您的示指指端按压宝宝的前额、鼻子或者下巴（就像您在检查一个桃子看是否成熟了）。当您将手指移开时，按压点的皮肤颜色会变淡几秒。如果按压点皮肤颜色看上去很黄，那就是黄疸。

在宝宝的上胸部和腹部重复上面按压的动作，黄疸发生时，通常是脸上的皮肤颜色先开始变黄，然后随着胆红素水平的逐渐增高，逐渐地向下全身皮肤颜色变黄，一直到脚，检查巩膜（眼白）部分的颜色是否黄染。

如果宝宝胸部或肚子的颜色看上去很黄，或者您感觉到您宝宝的黄疸在加重，及时咨询相关专业医师，及时进行胆红素水平测定。

观察宝宝有没有黄疸是非常重要的，但是通过观察宝宝的皮肤黄染情况来确定黄疸的严重程度是非常不准确的，尤其是当胆红素水平很高时（图2-2和图2-3）。

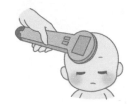

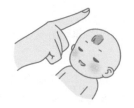

图2-2　经皮胆红素仪测定胆红素　图2-3　通过指端按压宝宝的前
　　　　水平　　　　　　　　　　　　　　额、鼻子或者下巴

三、对于黄疸的宝宝还应该观察些什么?

如果宝宝发生黄疸，要观察其他的征象，来帮助您判断是否胆红素水平太高了。如果宝宝发生下列问题请及时咨询专业医师：

（1）非常嗜睡，甚至于不愿意醒来吃奶；

（2）非常烦躁，根本不想吃奶或者睡觉；

（3）疲乏无力的；

（4）看上去很僵直，特别是手臂或者腿；

（5）背部或者颈部弓形；

（6）尖叫声或者哭声很高。

四、黄疸的治疗

最常见的治疗黄疸的方法是光疗，有一种特殊的光线可以促使皮肤中的胆红素转化成为另外一种物质，从而容易被身体清除。光疗可以防止胆红素增高到一个较为危险的水平，这需要几天的时间，取决于宝宝黄疸产生的原因。

通常光疗需要在医院内进行，有些地方可能也会在家中进行。

五、预防严重的黄疸发生

要完全地预防黄疸是不可能的，但是父母亲可以做一些事情来预防黄疸变得更严重。要坚持带宝宝随访，医疗保健提供者会评估宝宝的黄疸严重程度，会测试胆红素的水平。喂养非常重要，对于预防严重黄疸有帮助。规律地喂养母乳或奶粉会促进肠道蠕动。当婴儿肠道蠕动变慢，聚集在肠道内的胆红素会被重新吸收入血，母乳喂养时一天至少喂养8～10次。更频繁的母乳喂养有助于降低胆红素水平。如果宝宝没有得到很好的照顾（例如，宝宝很困想睡觉，宝宝哭吵拒绝吸吮，或者妈妈乳房胀痛），应该及时向医疗保健人员咨询，获得帮助。

惊　厥

　　大脑是由上百万的神经元细胞互相联结在一起来产生和接收信号的。这些信号可以控制我们人体的许多功能，当大脑神经元细胞之间的联结被中断的时候，就会改变信号或者导致大脑功能变化。对于早产儿来说通常惊厥会发生在纠正胎龄44周内，而且与成人以及儿童不一样，早产宝宝有发生惊厥的高风险因素，因为他们的大脑发育不成熟，还处于正在发育成熟的阶段，早产宝宝的惊厥会有很多的原因，但这不代表他们以后都是这样的。

一、宝宝惊厥的原因

　　（1）宝宝在出生前或者出生时大脑供氧减少或者缺乏，或者血流减少或者缺乏；

　　（2）出生前或者出生时感染了某种细菌或者病毒，引起脑膜炎或脑炎；

　　（3）脑出血或者脑周围出血；

　　（4）大脑结构异常；

（5）代谢或者电解质水平不正常，包括低血糖、低血钙，低血钠或者高血钠；

（6）宝宝身体化学或者代谢问题；

（7）癫痫或者发作的家族史；

（8）撤药综合征，通常发生在宝宝妈妈应用巴比妥类药物，酒精、海洛因、可卡因、美沙酮、止痛药或者其他药物。

二、宝宝惊厥的表现

新生儿惊厥通常不会持续时间很久，也许很难判别宝宝什么时候发生了惊厥，宝宝惊厥的时候可能会有以下表现：

（1）面部运动上的改变（眼睛、嘴唇或者舌头的重复动作）；

（2）腿部或者手臂部的动作像是在踩自行车；

（3）眼睛凝视；

（4）呼吸停止；

（5）有规律地抽动；

（6）手臂或者腿部僵直、紧张；

（7）腿部、手臂或者全身快速抽动。

早产宝宝也可能会有很多的动作看上去以为是惊厥但实际上不是。例如吸吮动作、四肢或者全身的拉伸，或者他们哭吵时候的惊跳，出生后最初的几周之后，当宝宝安静清醒的时候，惊跳应该会越来越少。有些宝宝仅仅是睡

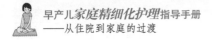
着的时候，某侧肢体的单次惊跳，属于良性的新生儿睡眠肌阵挛，宝宝醒来的时候就会消失。这些情况下都可以不用太担心，不需要任何治疗。

所以，您该怎么观察宝宝呢？要仔细观察寻找宝宝没有任何刺激下发生的一遍又一遍重复的动作，或者寻找宝宝有没有凝视的表情，很多时候这些动作会一起出现但时间很短，如果您不能确定是否正常，可以拍摄视频，然后咨询专科医生。

三、宝宝惊厥的处理

如果怀疑宝宝发生了惊厥，需要尽快开始应用脑电图来对宝宝脑电波和神经细胞功能进行监测，脑电图可以显示当出现问题的时候，脑细胞如何互相联系的，把电极轻柔地贴到宝宝的头部皮肤上，这种监测一点也不痛。这些电极会把监测到的信号转换成波形，来描记脉冲图，如果有抽搐发生，这些图会告诉专科医生是否存在什么不正常的问题，在脑电图监测记录过程中，您可能会注意到很多不同的波形以及图像的改变，这不都是代表大脑活动不正常，有些波形改变是因为头部运动或者宝宝被刺激了而发生的。心率和血氧饱和度水平的改变也需要记录，这些数据会和惊厥的判断相关。如果宝宝有惊厥，可能还很有必要做其他的检查例如血液方面的检查，磁共振检查（MRI）或者CT扫描成像，来共同发现惊厥的原因。

有证据表明，惊厥会影响宝宝的大脑功能和发育，所以明确和控制惊厥是非常重要的，宝宝的医护团队会进行惊厥原因的寻找和根据需要进行治疗。可能需要对血糖或者电解质等的异常进行处理，如果惊厥持续，还可能会应用抗惊厥的药物（治疗和控制惊厥的药物）。苯巴比妥是治疗新生儿惊厥的首选药。该药物的主要不良反应就是嗜睡，尤其是刚开始用药的几天。也可以选择其他药物，一般来说，药物治疗需要的时间不会很长，一般来说在出院回家之前可以停药，如果宝宝需要带药出院，宝宝需要日后联系神经科医生门诊随访。

当早产宝宝在家中发生惊厥时，应立即将患儿平卧，降低床头，头偏向一侧，以免口腔分泌物或呕吐物流入气道内引起窒息；松解衣领扣；颈部及肩部下方可垫小毛巾。惊厥发作时，加强看护，预防外伤。防止患儿头部撞击引起脑外伤，更不能随意用手打患儿头部。不要强力按压或牵拉患儿抽搐肢体。患儿一旦发生惊厥应及时就医。

如果宝宝诊断为惊厥，预后会与导致惊厥的原因有关。如果宝宝的惊厥是因为潜在的大脑损伤或者异常引起的，日后远期结果可能会比较严重。尽可能要与专科医生说清楚可能有关的家族史，宝宝出生的情况以及围生期病史。这有助于医生判断发生惊厥的原因，并进行治疗。

呕　　吐

由于新生宝宝胃呈水平状，贲门松弛，哺乳后即从口角溢出奶汁，不影响生长发育，常于生后6个月左右消失，不属于真正的呕吐。除此之外，呕吐一般分为内科性和外科性呕吐两大类型，如果宝宝发生这两种类型的呕吐，应该及时就医诊治。

一、内科性呕吐

内科性呕吐约占80%～90%，原因包括咽下羊水、服用药物等致胃肠黏膜受刺激，乳头内陷、奶嘴孔过大等引起的喂养不当，胃肠道功能失调如幽门痉挛、便秘等，肠道内及肠道外感染，颅内疾病如缺氧、颅内高压等，电解质紊乱，功能性肠梗阻及先天性代谢性疾病如高氨血症、半乳糖血症、苯丙酮尿症、肾上腺皮质增生症等。内科疾病引起的呕吐临床表现为呕吐奶汁及咖啡样物为主，呕吐物不含胆汁或粪便成分，无肠梗阻表现，常伴有消化道以外的表现如青紫、呼吸困难、心动过速等，腹部X线无异常，常需结合病史来综合判断。病情轻者一般不需特殊处理，病情重者需注意纠正脱水、电解质紊乱，维持酸碱平衡，并避免误吸。胃食管反流患儿可采取头抬高30°，俯卧位（需有大人在旁监测防止SIDS）或左侧卧位。咽下综合征患儿可用温生理盐水或1%碳酸氢钠洗胃。喂养不当引起的呕吐注意改变喂养方式，选择大小合适的奶嘴，以两顿奶之间有间隔为宜；喂奶后不要翻动宝宝，可将宝宝竖起，轻拍背部至打嗝。

二、外科性呕吐

常见于先天性肥厚性幽门狭窄、胃扭转或穿孔、食管闭锁、肠狭窄或闭锁、巨结肠直肠肛门闭锁、肠旋转不良和肠套叠等疾病，外科疾病引起的呕吐以呕吐胆汁或粪便成分为主，多为喷射状，呕吐量大，有明显肠梗阻表现，反复呕吐导致脱水和电解质紊乱，腹部X线以及胃肠道造影可发现病灶。如果发现应及时手术治疗，以免延误时机。

胃食管反流

早产儿出院回家后，当其吃奶的量开始增多时，反流的问题常常会加重。虽然有时候反流会随着长大成熟而好转，但其发生对宝宝及其妈妈都会造成不利的影响。胃食管反流的婴儿只是简单的吐奶，虽然有胃食管反流，但是体重增长正常，同时没有其他症状，不需要干预。

一、胃食管反流病症状

当胃食管反流已经产生问题，才被认为是真正意义上的胃食管反流病，一般包括一个或多个以下症状：

（1）经常烦躁、易激惹或者哭闹（胃食管反流病会引起疼痛）；

（2）经常呛咳或者气喘或者呼吸困难；

（3）经常拒绝进食（吞咽困难）；

（4）进食中或进食后表现后背角弓反张；

（5）慢性咳嗽；

（6）声音或者哭声嘶哑；

（7）体重增长困难。

如果宝宝有上述症状，并且您认为宝宝有胃食管反流病，请咨询儿科医生，也可以尝试下面这些方法来减轻症状：

（1）在每次喂奶过程中及喂奶后30 min，保持宝宝直立体位；

（2）喂养过程中经常停下来帮助宝宝拍嗝；

（3）当宝宝清醒状态进行亲子互动时，让宝宝俯卧位有助于改善胃食管反流；

（4）避免在宝宝腰部使用紧的有弹性的东西，尿布不要太紧；

（5）向前低垂地坐在汽车座椅上会加重反流；

（6）如果您是母乳喂养，应避免摄入咖啡、巧克力、咖喱等。

二、建议采取的措施

如果以上这些方法并没有作用，而且宝宝仍然有症状，咨询儿科医生。医生可能会建议下面这些措施。除非医生建议，自己不要随意尝试以下这些措施。根据您宝宝的具体情况咨询医生。

（1）将枕头卷起来放在床垫下，使宝宝的床头抬高30°；

（2）有的时候减少摄入量30 ml奶量可能有用；

（3）低流量的奶嘴可以帮助那些咽下很多空气而反流的婴儿；

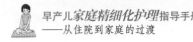
（4）每30 ml奶粉加一勺米粉使奶液变稠；

（5）咖啡因会增加反流；

（6）在有些情况，可考虑更换奶粉；

（7）抗反流药物可能会有用，一些药物能够通过减少胃和食管内的胃酸来发生作用。

不要太焦虑！反流只是暂时的，大多数的婴儿随着成熟这种症状会消失。一旦他们能够独坐，大多数宝宝就会没有症状。

腹　胀

　　腹胀是新生儿时期常见症状。正常新生儿尤其是早产儿，喂奶后有轻度的腹胀，无其他不适，不影响生长发育，无须处理。但是如果发现宝宝腹部呈弥漫性膨隆，腹部呈现紫蓝色，触诊有痛苦表情，叩诊为鼓音，并常伴有呕吐，应及时就诊。

　　一般将腹胀分为生理性腹胀及病理性腹胀（图2-4和图2-5）。

　　生理性腹胀是由于新生儿腹壁肌肉薄，张力低下，消化道产气较多所致。可能与新生儿哭吵过度、便秘、奶嘴

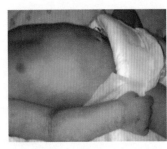

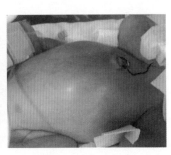

图2-4　正常腹部膨隆　　　　图2-5　病理性腹胀

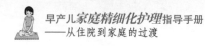
不合适、喂养方式不当等有关。

病理性腹胀通常除了腹胀外，还有其他症状。比如呕吐、食欲缺乏、精神萎靡、血便等。病理性腹胀可表现为机械性或麻痹性肠梗阻、腹水等。需立即就医治疗。

（图片提供：袁皓）

便　秘

早产宝宝的肠蠕动较慢，住院期间就很容易发生便秘。出院回家后这种情况可能会持续，大便颜色发黑、干硬，宝宝排便困难，每次排便量少，排便时间长，每次排便时宝宝都会啼哭不休。同时也可以根据宝宝自身的习惯，如果习惯每天4～6次排便，如果现在一天只有一次甚至没有排便，则需考虑宝宝是否发生便秘。

一般新生宝宝出生后10 h内开始排出胎便，通常在2～3 d内排完，每天3～5次，若出生后24 h内不见胎便，会怀疑是否有先天性消化道畸形而致粪便梗阻，须及时入院诊治。新生儿便秘的预防及对策主要包括以下几个方面。

一、缓解新生儿便秘

1. 提倡母乳喂养

纯母乳喂养能够改善宝宝便秘的情况，母乳喂养期间，母亲饮食均衡，多吃蔬菜、水果、粗粮，多喝水或粥，汤要适量,饮食不要太过油腻。

2. 适当的按摩腹部及热敷

操作者洗净双手,涂少许润肤油于掌心,用手掌轻轻摩擦婴儿的腹部,以肚脐为中心,由内向外顺时针按摩患儿腹部,每天上午下午各一次,每次按摩5 ~ 10 min,同时用手指指腹轻柔腹部8 ~ 10次。按摩时间选择在两顿奶之间或喂奶后一小时,按摩时抬高患儿头肩部30° ~ 40°。如果触及条索状物,轻轻地由上到下按摩,促使大便下行排出。每次按摩结束后用38 ~ 40℃的温水浸湿小毛巾后拧干至不滴水再敷于腹部,每次敷5 min。热敷时注意避开脐部,并注意密切观察皮肤变化,以免烫伤。

3. 刺激排便

用涂油的棉签插入肛门口,轻轻转动几下,刺激直肠壁会引起便意,以达到通便的目的(图2-6)。

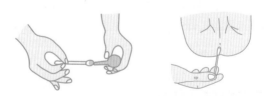

图2-6 刺激排便的操作方法

二、新生儿便秘的处理

正确判断婴儿便秘。坚硬、干燥的大便通过肠蠕动送达肛门，婴儿并不一定是每天排便。

在新生儿重症监护病房住院期间，护士给宝宝用开塞露等甘油性药物来帮助排便。宝宝回家后除非是紧急情况，不建议妈妈经常使用甘油栓剂或泻药，容易使宝宝可能会依赖药物而失去自己排便的能力。但宝宝仍然显得如此不舒服！爸爸妈妈该怎么做？

添加正确的液体、适量的运动和选择食物（对于早产儿回家后逐渐长大时）和避免食用导致便秘的食物，这些方法可以帮助缓解便秘。

1. 液体

水：加水，每天（30～60 ml）的水对预防便秘有帮助，特别是天气比较热的时候。

果汁：如果单独的水不起作用，每天一餐尝试添加30～60 ml的梨或西梅汁。

2. 食物

许多早产宝宝回家一段时间开始添加辅食时会便秘。谷物尤其会引起便秘。如果是这种情况，考虑从米糊换成燕麦片，一定要在饮食中加入大量的高纤维水果和蔬菜，例如，梨、桃子和菠菜等。避免食用导致便秘的食物。

有些日常饮食用于治疗腹泻婴儿——例如，香蕉、米饭、苹果酱和吐司。因为这些食物可以使大便变硬。需要记住一种简单而自然帮助减轻宝宝的便秘的方式就是避免食用这些导致便秘的食物。

3. 运动

肚子按摩：轻轻按摩，并按顺时针方向按摩婴儿的肚子。将您的手放在婴儿的肚脐周围并按摩一个圆周运动，但注意不要按摩肚脐。

温水浴也可以缓解婴儿便秘

一些医疗专业人士建议给便秘婴儿一个温水浴，理由是这可能会让婴儿放松，使其肠道蠕动起来。擦干宝宝后记得按摩肚子。

骑自行车式运动：宝宝仰卧位，轻轻地将宝宝的腿放在半弯曲的位置。轻轻地开始移动宝宝的双腿，好像骑自行车一样。骑自行车式运动和腹部按摩可以交替进行。自行车式踩腿可以帮助婴儿排气。

婴儿便秘是由潜在的病症引起的。如果尽管饮食改变婴儿便秘仍然持续存在，或伴随其他症状如呕吐或烦躁请联系宝宝的医生。

腹　　泻

　　新生儿腹泻的临床发病高峰在每年的8～11月份，9月份是发病的高峰；多发生在6～18个月的婴幼儿，起病急，开始表现为发热、咳嗽等上呼吸道症，常同时有呕吐和腹胀，宝宝不愿或者拒绝吃奶，起病1～2日内出现腹泻，少则一天几次，多则数十次，大便稀薄，成水样或蛋花样，有时呈白色米汤样，多无特殊腥臭味（图2-7）。

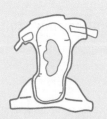

图2-7　新生儿腹泻

一、腹泻的预防

1. 提倡母乳喂养

　　宝宝出生后应该提倡母乳喂养，因为母乳喂养能够使宝宝得到大量的免疫抗体，增加机体抵抗力尤其是宝宝出生后的第一个夏秋季最为重要，尽量避免夏季断奶。

2. 合理喂养

做到饮食定时定量，按时添加辅食，切忌几种辅食一起添加。

3. 饮食卫生

平时应重视饮食卫生，加强宝宝奶瓶奶具的消毒，最好每天上午喂奶前将全部餐具彻底煮沸消毒一次，晾干备用，分次使用，以防病从口入。家长注意做好手卫生，给宝宝喂奶前需认真洗手。

4. 避免接触感染

一旦发现周围邻居或宝宝患了腹泻，应注意隔离，以防传染而得病。

5. 合并其他症状

如果出现发热、咳嗽等上呼吸道症状，同时有呕吐和腹胀，宝宝不愿或拒绝吃奶，或者大便稀薄，呈水样或蛋花样，有时呈白色米汤样，应及时就医。

二、腹泻的处理

（1）严密观察病情：观察及记录大便的次数、颜色、性状和量；

（2）喂养：适当减少奶量，以减轻胃肠道负担，必要时更换腹泻奶粉；

（3）臀部的护理：腹泻宝宝容易出现红臀，因此要勤换尿布，每次换尿布后最好用温水擦干净，保持干燥，涂上护臀膏；

（4）控制感染：护理宝宝前后认真洗手，防止交叉感染；

（5）若宝宝排便次数多，精神萎靡，请及时就医；

（6）适当补充糖盐水，根据医嘱使用治疗腹泻的药物例如蒙脱石散剂、双歧杆菌三联活菌散调节肠道菌群，其他治疗根据医嘱进行。

呕血和便血

呕血和便血是新生儿消化道出血常见的重要症状（图2-8）。全身性疾病和消化道疾病均可发生新生儿呕血和便血。一般情况下，十二指肠提肌（又称Treitz韧带）以上的消化道出血称上消化道出血，以呕血为主；而下消化道出血以便血为主。但需要区分消化道假性出血，如因吞入分娩时产道的血液或吮吸皲裂的乳头引起，或者是口鼻腔损伤出血咽入消化道导致的，大多无须处理或仅需要局部止血。如果是消化道真性出血，则需要立即送往医院进行治疗。

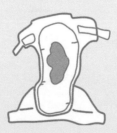

图2-8　便血

一、呕血和（或）便血的原因

1. 假性呕血和（或）便血

（1）咽入母血：分娩时咽入母亲产道中的污血，或吸入乳母乳头皲裂、糜烂处的母血，引起新生儿假性呕血和（或）便血，宝宝一般情况良好，没有贫血貌或失血性休克，血红蛋白抗碱变试验（Apt试验），可明确血液为母血；

（2）咽入自己的血液：新生儿由于咽入自己鼻咽腔或气道中的血液也会引起呕血和（或）便血，需要和真正的胃肠道出血相区分。通常情况下，咽下自己的血的宝宝常有插管等外伤史和局部损伤、出血所致。新生儿口服铁剂、铋制剂、酚酞或中草药等可也会引起假性消化道出血，但较少见。

2. 全身性出凝血疾病

常有其他部位的表现，如皮肤、皮下的出血点、瘀斑等。新生儿期最常见的疾病是新生儿出血症，多在生后 2 ~ 6 d 出现呕血。出血量多时，呕吐物是鲜血。其次是晚发性维生素K缺乏症，常见于长期用抗生素、使用胃肠道外营养或母亲偏食而由母乳喂养的患儿。这种情况给予维生素K_1静脉或肌内注射，输新鲜全血或血浆，可止血。

3. 消化道疾病

（1）反流性食管炎：反流性食管炎致食管炎伴发溃疡

时可出现呕血、黑便，并有顽固性呕吐、营养不良和生长发育迟缓；

（2）急性胃黏膜病变：指各种应激因素引起的胃黏膜急性糜烂、溃疡和出血，如窒息缺氧、颅内出血、颅压增高、败血症、低血糖、剧烈呕吐、应用非甾体抗炎药、皮质类固醇药物等。多于生后 1 ~ 2 d 内起病；

（3）急性胃肠炎：可见发热、呕吐、腹泻，严重者有便血和（或）呕血；

（4）肠梗阻：可有呕吐、腹胀、呕血和便血。肠旋转不良肠重复畸形等可因反复呕吐引起胃肠黏膜撕裂引发出血；

（5）奶粉不耐受引起的过敏性肠炎也可引起呕血和便血；

（6）先天性巨结肠：可引起下消化道出血；

（7）坏死性小肠结肠炎：可引起下消化道出血；

（8）乙状结肠、直肠及肛门疾病：多为便血，因息肉、肛门—直肠裂等引起；

（9）血管畸形（血管瘤、动静脉瘘）：根据其不同部位可引起便血和呕血。

4. 全身性症状

除呕血与便血等上述表现外，还可由大量失血而引起一系列的全身性症状。失血量超过全身血容量的 1/5 以上时，即可表现失血性贫血和（或）失血性休克。急性失血性休克患儿尚未呈现呕血和便血，便已有全身软弱、哭声无力、皮肤黏膜苍白、心率快而心音无力、血压下降和休克征象，如果又排除了感染中毒、中枢神经系统损伤、呼吸窘迫和心力衰竭等原因，则应考虑有急性失血性休克，需观察有无胃肠道失血。

二、呕血和（或）便血的处理

为排除咽下母体的血液和新生儿自身胃肠道以外的血液，可对生后48 h内发病的宝宝的第一次消化道出血血样进行碱变性（Apt）试验。为排除全身性出、凝血障碍疾病，方法为在输血、注射维生素K前检查出、凝血象。初步判定出血的部位，主要目的是判断出是十二指肠提肌以上的消化道出血，还是以下的出血。如呕血和黑便同时存在者可能是上消化道出血；呕血带胆汁时可能是下消化道出血，但出血部位往往在下消化道的上段；黑便、果酱样便、咖啡色便不伴呕血提示小肠或右半结肠出血；鲜红色便或暗红色便提示左半结肠出血；此外还应参照失血量与呕血和（或）便血性状间的相互关系来分析。下消化道出血需立即排除肛门、直肠出血。可以进一步采用内镜、血管造影术、腹部平片、放射性核素扫描等检查方法协助诊断。

一旦发现宝宝呕血或便血，应立即给予禁食，及时就医，快速止血，完善各项检查，建立静脉通路并保持通畅，扩容，输血，内镜下止血，必要时予手术治疗。

尿布性皮炎

新生儿尿布性皮炎也称新生儿红臀，是新生儿期的一种常见和多发的皮肤损害性疾病。表现为肛周、会阴部和腹股沟皮肤潮红、糜烂、溃疡，伴散在红色斑丘疹，或脓点及分泌物。红臀是由于臀部长期过于潮湿及尿便共同作用引起的。

一、尿布性皮炎的预防

尿布性皮炎是可以预防的，关键是照顾者要细心，仔细做好以下步骤：

（1）保持臀部清洁干燥，选择透气性好的纸尿裤，勤换尿片，宝宝3个月内大约3小时更换一次，有大便后应该及时更换；

（2）每次宝宝大便后，立即用温水清洗，外出时，可用无刺激成分的柔湿巾或干洗洁肤液清洗臀部皮肤；

（3）每次清洗完擦干后在臀部涂抹薄薄一层护臀霜，护臀膏可选择鞣酸软膏、凡士林油膏或婴儿护臀膏，可以减少尿液刺激和纸尿裤的摩擦；

（4）提倡母乳喂养，母乳易消化吸收，产生的粪便刺激性小，能降低尿布性皮炎的发生。

二、尿布性皮炎的护理

如果宝宝已经发生了尿布性皮炎，则需要尽量多的暴露皮肤，勤换尿布，可将患儿的臀部清洗干净，用保护膜在距患处5～10 cm处按压喷嘴，使药液完全覆盖患处，待干30 s后包裹尿布。如果是因为排便增多导致的红臀，则应该添加益生菌，调节肠道菌群。

尿布皮炎根据严重程度可分为轻度、中度、重度及真菌感染。

轻度尿布皮炎表现为臀部皮肤红疹、无破损。护理：换尿布频率为每1～3 h，局部使用隔离保护措施，例如，无痛性皮肤保护剂或液体敷料，并使用高吸收性尿布。

中度尿布皮炎表现为臀部皮肤红疹并伴有部分皮肤破损。重度尿布皮炎表现为臀部皮肤红疹并伴有大面积皮肤破损及溃疡。护理：换尿布频率为每1～3 h，局部使用隔离保护措施，例如无痛性皮肤保护剂或液体敷料，并使用高吸收性尿布，实施以上措施72 h没有好转甚至恶化，应请专业护理人员评估及处理。

真菌感染表现为点状红疹伴脓疱呈卫星分布，可延伸至腹股沟与皱褶皮肤。在专业医生指导下涂抹1%克霉唑（clotrimazole）（3次/d），症状缓解后继续涂抹3周，并提供皮肤隔离保护措施，治疗后皮肤仍未改善，应进行会诊并重新评估。

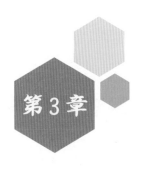

第3章

早产儿出院后的居家环境及安全

　　大部分早产宝宝在出院时的纠正胎龄还没到预产期，各系统和器官还未完全发育成熟，抵抗力较低，生活能力比较弱，容易发生问题。所以不能像对待足月宝宝那样对待他们。家长应为宝宝创造温馨又安全的居家环境，使宝宝更好地追赶生长发育。所以，在宝宝准备出院回家之前，请您务必逐条检查好以下早产宝宝回家居住的环境，保证早产宝宝的安全。

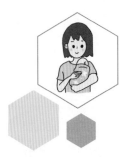

居家环境要求

新生宝宝尤其是早产宝宝出院后，应该尽量营造安静舒适、光线柔和的居家环境。

一、婴儿房环境

由于早产儿宝宝体弱、免疫力低，居室要空气新鲜洁净，注意通风，但不要有穿堂风。环境安静，光线柔和，并保持室内清洁卫生。室温一般在24 ~ 26℃，湿度为55% ~ 65%。

适宜的温度和湿度对早产儿宝宝尤为重要。宝宝的呼吸道还非常稚嫩，良好的温度和湿度有助于宝宝呼吸系统愈后更好。冬季可添置一些取暖设备来保持室内温度，冬季较干燥，可添加合格的加湿器来增加室内湿度。夏季使用空调时注意，不要在风口下直吹。

二、居家环境

每日开窗通风2次。每次不少于20 min。冬季温度较低时，可轮换房间通风。居家内禁烟，若有在外吸烟者，回家后必须更换衣服，漱口洗手后接触宝宝。

宝宝的照护者尽量固定，减少外来来访者。家中有感冒症状者，应避免接触宝宝。若妈妈感冒，喂奶时戴口罩。

三、婴儿床选择

（1）购买符合安全标准的婴儿床。在使用婴儿床之前做好安全检查；

（2）婴儿床离父母床的距离要适中，要方便父母照顾宝宝。并不时调整婴儿床的朝向；

（3）远离窗子和热源摆放婴儿床；

（4）牢牢拧紧所有螺钉，螺栓和其他硬件，以防止婴儿床倒塌；

（5）经常检查婴儿床，确保金属部分没有粗糙的边角和尖锐的部分，木头部分没有毛刺和裂缝。

睡 眠 安 全

早产宝宝的睡眠有助于他/她生物节律稳定，储存能量，有助于生长发育，但是什么样的睡眠环境对他/她是最好的呢？

一、床上用品要求

（1）宝宝床应该符合安全指标，栏杆要高于 60 cm，以防宝宝摔下来，栏杆的间隙合适，过大宝宝小脚容易滑出来，过小容易困住宝宝的胳膊和腿；

（2）床垫不要太软，最好使用棉质毯子和被子，不能使用羽绒被。太大太软的枕头不要放在床上，尤其是宝宝头部周围避免堆衣物和玩具，以免堵住宝宝口鼻，引起窒息，床头放缓冲垫（床围），其功能为挡风和保护头部；

（3）注意不要用枕头、毛毯等代替，这些东西放不稳，会倒下来压住宝宝；

（4）婴儿床上不要用绳子悬挂玩具及物品；

（5）确保婴儿床没有凸起的角柱或切口，因为宽松的衣服可能会被钩住，勒住宝宝。婴儿床中使用舒适的床垫，

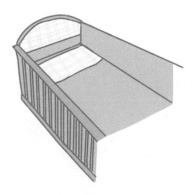

图3-1 早产宝宝的床上用品

这样宝宝就不会在婴儿床两侧之间滑动（图3-1）。

二、同屋分床睡

　　和父母睡一个房间（半岁以内），但最好不能同睡一张床，因为大人睡得过熟，会压住宝宝，或大人的被子堵住宝宝口鼻，会引起窒息。可以将宝宝抱到床上喂奶或安抚（妈妈可以躺着喂奶，也可以让宝宝在身边熟睡，但前提是妈妈醒着的）。一旦父母准备睡觉，就应该把婴儿放回到他们的小床或摇篮。另外，因为夜里在沙发上和扶手椅上喂奶，母亲特别容易睡着，而造成婴儿猝死或意外窒息和陷入（致使呼吸不畅），所以要尽可能避免在沙发或扶手椅上喂奶。随着宝宝长大，运动能力发展和肌肉强度增加，睡眠中猝死的危险会越来越小。但是具体到什么时候可以同床睡，并没有一个严格的界定。对于正常产的健康宝宝，这样的事故主要发生在月龄小的婴儿身上，但是大的宝宝也不是绝对安全。

三、合适的睡姿

4个月以内的宝宝最安全的睡姿是仰卧位，有助于减少婴儿猝死综合征（SIDS）的发生。但是如果宝宝经常吐奶，要让他侧卧，以免吐出的奶堵住口鼻引起窒息，或经鼻腔进入到呼吸道引起吸入性肺炎。俯卧容易发生婴儿猝死综合征（SIDS），需要在妈妈看护下进行。强调安全睡眠：

（1）一定是把宝宝放在床上睡觉；

（2）只使用婴儿床配套出售的床垫；

（3）不能把枕头、被子、垫子和靠垫等很多物品放在婴儿床和摇篮里；

（4）给婴儿穿上有脚的睡衣保暖；

（5）降低婴儿猝死综合征（SIDS）和其他与睡眠有关的婴儿死亡原因的风险；

（6）睡觉时使用较坚硬的床垫。如经安全认可的婴儿床的床垫；

（7）不要在宝宝睡眠区的任何地方使用枕头、毯子、羊皮或婴儿床保险杠；

（8）把柔软的物品、玩具和宽松的床上用品放在宝宝的睡眠区域之外；

（9）不要吸烟，也不要让任何人在您的宝贝周围吸烟；

（10）确保婴儿头上没有任何东西；

（11）午睡和夜晚睡眠，总是让宝宝平睡；

（12）给宝宝穿上轻便的睡服，不要用毯子；

（13）婴儿不应该睡在成人床上，沙发上，或单独睡在椅子上，必须有您或其他亲人监护。

预防婴儿猝死综合征

大约1/5的婴儿猝死综合征（SIDS）是在婴儿不是由其父母照顾的时候发生的。大部分死亡发生是当婴儿习惯于在家仰睡，但被另一照顾者改为趴着睡的时候。我们称为不寻常的俯卧位。俯卧位增加了SIDS发生的风险。习惯于仰睡的婴儿一旦被改为趴着睡，其死于SIDS的风险增加了18倍。您可以和照顾宝宝的人（包括保育员、保姆、家庭成员、朋友）交流有关让宝宝在午睡和晚上仰着睡觉来降低死于婴儿猝死综合征的风险。

一、婴儿猝死综合征的高危人群

婴儿猝死综合征又称摇篮死亡，主要指1岁以下婴儿以不明原因突然意外死亡，死亡常常发生在睡眠期间。是婴儿1周岁内死亡的首要原因。

婴儿猝死综合征在婴儿1～4个月内最为高发。但1周岁以内都会发生由婴儿猝死综合征诱发的死亡。

二、预防婴儿猝死综合征

首先，我们务必要再次明确，为了减少婴儿猝死征的发生，婴儿应采取仰卧位，直到1岁。

在宝宝生出生之前您能做什么来降低婴儿猝死综合征的风险？

在孕期和产后照顾好自己。在孕期甚至分娩前，您可以降低宝宝死于婴儿猝死综合征的风险。在孕期和产后不要吸烟并避免二手烟。酒精和毒品也会增加宝宝婴儿猝死综合征的风险。确保定期产检来减少宝宝体重低和早产的风险。

婴儿猝死综合征不是由以下原因造成

◇ 免疫接种

◇ 呕吐或窒息

更多的保护宝宝的方式还有以下几点：

（1）鼓励母乳喂养。专家推荐母亲如果可以的话至少母乳喂养6个月，且纯母乳喂养及喂养的时间很重要。

（2）定期免疫接种和体检很重要。

（3）制订宝宝安全的睡眠计划：

● 对于宝宝来说，睡觉最安全的地方是在您的房间，而不是您的床上；

● 将婴儿床和摇篮放在您的床边（一手臂的距离），

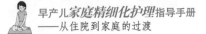

这样有利于您母乳喂养和抱宝宝；

- 婴儿床上不要放玩具、软的床上用品、毯子、枕头。毯子、被子、枕头、填充玩具等可使婴儿猝死综合征的风险增加至5倍；

- 只让宝宝睡在婴儿床上，汽车座椅、摇篮、婴儿车、秋千等不能作为常规的睡眠工具；

- 选择安全可靠的助眠工具，美国儿科学会的婴儿睡眠安全指南中明确表示，婴儿永远不应该睡在任何毛毯或绒毛玩具之中；

- 不要使用被子固定器，被子固定器会增加窒息和SIDS的风险；

- 和每一个照顾宝宝的人提出安全睡眠的建议；

- 当保育员、家庭成员或朋友照顾宝宝时，确保您已经告知他安全睡眠的建议。如果需要的话，给他/她看这篇文章。如果照顾者不了解最佳的安全睡眠建议，礼貌地告知您所学的和遵照指南照护宝宝的重要性。只有确保照顾宝宝的人能够按照本文的安全睡眠指南执行，您才能离开宝宝。

三、宝宝安全睡眠的建议

（1）在宝宝小睡或者晚上睡觉时，让宝宝仰卧位，减少SIDS的风险；

（2）除了安全的睡姿外，还要保证宝宝安全的睡眠环境。婴儿房温度适宜，宝宝衣物不要穿戴过多，被子不要盖得太厚；

（3）使用硬床垫外套合适的床单降低SIDS或其他睡眠相关导致婴儿死亡的风险；

（4）宝宝不应单独睡在大床、沙发、椅子上，您或其他照顾者应陪在旁边；

（5）在宝宝的睡眠区域不要放软的物件、玩具和床上用品来降低SIDS或其他睡眠相关导致婴儿死亡的风险。

四、为了减少SIDS的风险，母亲需要：

（1）定期产检；

（2）不要在孕期和产后吸烟、酗酒和使用违法药品；

（3）为了减少SIDS的风险，不要在孕期吸烟，不要也不允许其他人在宝宝旁边吸烟；

（4）母乳喂养减少SIDS的风险，纯母乳喂养的保护作用更强于混合喂养；

（5）在宝宝小睡或者晚上睡觉时给她一个干净的没有固定在绳子上的安慰奶嘴，减少SIDS的风险；

（6）不要让宝宝在睡觉时感到过热；

（7）按照医务人员的建议定期给宝宝免疫接种和体检；

（8）不要使用声称可以减少SIDS或其他睡眠相关导致婴儿死亡的产品；

（9）不要使用家用的心电、呼吸监护仪来减少SIDS的风险；

（10）当宝宝醒着或者有人看着的时候给他足够多的趴着的时间。

预防捂热综合征

　　1岁内的宝宝，体温调节功能还没有发育健全，在过冷或过热时不能很好地自我调节，对外界适应能力差，尤其是5个月内的小宝宝，他们产热量很大，但出汗散热又比较慢。如果家长把宝宝包裹得太严，宝宝就难以散热，容易出现过热、缺氧。而宝宝太小，在缺氧难受时又不会挣扎和呼救，极易造成不良后果。

　　捂热综合征是由于过度保暖、捂闷过久引起宝宝缺氧、高热、大汗、脱水、抽搐昏迷，乃至呼吸循环衰竭的一种冬季常见急症，1岁以内的宝宝，特别是新生儿，若不注意科学护理，最易诱发此症。

一、捂热的危害

　　（1）捂热综合征一旦发生，病死率很高。幸存下来的宝宝，也可能有严重的后遗症；

　　（2）易患湿疹、毛囊炎。小宝宝新陈代谢旺盛，穿的太多容易出汗，而出汗潮湿的皮肤毛囊容易被堵住，出现湿疹、毛囊炎等皮肤疾病；

（3）影响发育。给宝宝裹太多也会限制宝宝的活动范围，四肢伸展运动受限，进而影响宝宝大动作的发育。

二、预防捂热综合征

（1）保证房内合适的温度，不要因为要给宝宝保暖而包裹太多衣物，一般宝宝比大人多穿一件或者穿一样多即可（图3-2）；

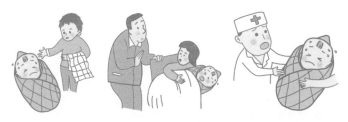

图3-2　不要给宝宝包裹太多衣物

（2）冬季尽量避免带婴儿外出旅行。如万不得已，外出时切不可将宝宝里三层外三层包裹，途中更要注意观察宝宝体温、面色、呼吸变化，同时适当补充水分；

（3）注意空气流通，乘车时要注意通风；

（4）宝宝发热时合理退热，可松解包裹，物理降温，千万不要捂汗。不要等到出现严重问题才有所察觉。若为了退热给宝宝加衣物或裹紧棉被，反而使宝宝体温继续上升。

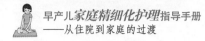
（5）合理判断宝宝冷不冷，摸后颈和后背，如果后颈部是温热的，说明衣服穿得刚刚好，如果后背有汗，甚至衣服都汗湿了，说明衣服穿多了，需要减衣；

（6）宝宝和家长不要睡在一起。因为家长在熟睡时，容易翻身或无意将上肢、身体、被子压住宝宝的口鼻而造成窒息。而且宝宝和家长同盖一床被子时，宝宝因散热能力差而更容易出汗、缺氧。

严防低温性烫伤

在宝宝3~5个月大的时候，婴儿会挥舞拳头抓东西。不要同时携带婴儿和滚烫的液体，如咖啡或食物。宝宝可能会被烫伤。为了保护宝宝免受自来水烫伤，在许多情况下，可以设定热水器的上限温度最高不超过48℃。

一、低温性烫伤

低温性烫伤也可称为低温烧伤或低热烧伤，一般是指机体长时间接触中等温度（一般指44~50℃）的热源，造成从真皮浅层向真皮深层及皮下各层组织的渐进性损害。常见可致低温烫伤的取暖物品有热水袋、暖宝宝、电热毯、取暖器等，虽然现在空调比较普及，但是在一些边远山区，没有空调设施，还会使用热水袋。有些爷爷奶奶还会因为担心宝宝怕冷而使用这些物品，因此低温性烫伤在秋冬季也尤为常见。

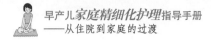
二、预防低温性烫伤

采取相应的防范措施是降低低温性烫伤的关键。妈妈在保暖时避免取暖设备直接且长时间接触宝宝皮肤，同时随时查看使用状况，发现异常及时停止使用。使用热水袋等取暖物品时，不要直接接触皮肤。睡前关闭电热毯等发热设备，平时也要间断使用。购买取暖设备一定选择正规厂家，并在使用前阅读说明书。如果宝宝被烫烧伤了，立即将烫伤部位放入冷水中。将烫伤部位放在冷水中冷却时间长一些，然后用干燥的绷带或干净的布将烫伤部位轻轻覆盖，然后打电话给医生。不要立即弄破水泡，以防发生感染。不要涂红药水、酱油等，以免影响医生对病情的判断。由于低温烫伤的创面较深且作用时间较长，传统的冷敷已无明显效果，此时应保护创面不受污染，并及时就医。

为了保护宝宝不受火灾的影响，确保家里有一个工作烟雾报警器，尤其是在有炉灶或睡觉的地方。每个月都要测试功能。最好使用长寿命电池的烟雾报警器，不是长寿命电池的至少一年要更换一次。

外出必备和安全

早产宝宝虽然已经出院回家，但也不可避免需要外出。外出前家长必须准备好一切宝宝用物，并检查用物是否安全。婴儿用物必须清洁干燥，装用物品的包包不要混入其他尖锐物品等。

（1）外出时带好宝宝必备物品，一次性尿布、干湿纸巾、母乳喂养带好乳垫、配方奶喂养带好奶瓶和奶粉、帽子、毛衣、吸引宝宝注意力用的玩具、装脏尿布的塑料袋等；

（2）避免去人多拥挤的公共场所，预防交叉感染；

（3）推车外出时妈妈要把宝宝看管好，小推车要在您的视线范围内。不要让陌生人来抱宝宝；

（4）出门前查看天气状况，若有天气变化应终止外出计划；

（5）外出逗留时间不宜过长。

手推车的安全防范

带小宝宝出门家长们都会使用手推车，因为手推车比较方便，宝宝舒适，家长轻松，可减少长时间怀抱宝宝而劳累。但手推车使用时要注意安全，可能一不小心的一个行为给宝宝带来伤害。因此，家长要牢记手推车使用的注意事项，实时检查来保证宝宝的安全。

（1）使用前进行安全检查。如车内的螺丝是否有松动，轮闸是否灵活有效。若有问题及时处理；

（2）宝宝在车里要系好安全带，安全带松紧适宜（图3-3）；

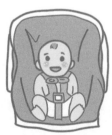

图3-3　宝宝在车里要系好安全带

（3）车座位周围不要悬挂物品，以免掉下来砸伤宝宝；

（4）宝宝在车上时家长不要随意离开。非要离开或转身时，必须固定轮闸，确认不会移动后才离开；

（5）坐车时切不可连人带车一起提起，正确的做法是一人怀抱宝宝，另一家长拎起推车；

（6）乘车时，两侧的滑轮锁必须处于完全锁好的状态。乘车的时间以每次30 ～ 60 min为宜；

（7）使用时推行速度不宜过快，并注意路面情况，不要在沙坑地或泥水地推车。有坡度的地方容易滑行翻倒，一定要握紧把手，最好安上制动装置。

汽车内的安全

车祸对宝宝的生命和健康是一个巨大的威胁。大多数车祸造成的伤亡可以通过使用汽车安全座椅来预防。宝宝，除了在汽车安全座椅上更安全外，还会更遵守规矩，所以您可以专心驾驶。新生儿第一次从医院乘车回家时，应该使用汽车安全座椅，这样更安全。婴儿应该坐在汽车后座上（图3-4）。

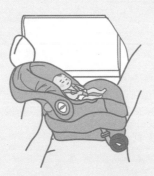

图3-4　宝宝应该坐在汽车后座上

（1）新生儿特别是早产儿不应放入带遮盖、腹部垫和扶手的安全座椅内，这些东西能在颠簸时容易碰撞到宝宝的脸、脖子，从而伤到宝宝。早产儿可以在安全座椅中采用半倚靠的体位；

（2）不应该给进入安全座椅的宝宝穿太厚的衣服，体积大或是笨重的衣服在车祸中会被严重压缩，这会增加宝宝受伤的风险；

（3）绝对不允许将宝宝单独留在汽车内！他有可能会死于高温；会在车内敲打车窗玻璃、遮阳篷等；也可能会发动汽车，并触动变速箱；甚至被困于汽车后备箱内；

（4）请父母做好模范表率：上车后给自己系上安全带，这个好习惯会让宝宝一辈子获益。应确保宝宝的汽车安全座椅安装正确；

（5）每次宝宝在车里时，请使用安全座椅。阅读并遵循汽车安全座椅的使用说明，以及正确使用汽车安全座椅的车主手册。不要把婴儿放在有乘客安全气囊的汽车前排座位上。

　　2017年3月25日起实行的《上海市道路交通管理条例》第三十四条中新增规定：未满12周岁未成年人不能乘坐副驾驶座位；驾驶家庭乘用车携带未满4周岁的未成年人时，必须配备或者正确使用儿童安全座椅。

　　美国儿科学会推荐：所有小于2岁的婴幼儿必须使用后向式婴儿汽车安全座椅。

预防意外伤害

锐器是指具有锐利刃口或锐利的物体。如剪刀、斧刃、铁钉、玻璃片、铁锥等。锐器伤是指锐器破坏皮肤层的完整性，使之形成创面。锐器伤可分为切、砍、刺、剪四种创伤。除了剪刀、刀具可能造成外伤之外，还有一些"隐形锐器"，玻璃器具、筷子、勺子等物品都是造成小孩插入异物的主要物品。

一、预防锐器损伤

（1）宝宝的衣物上不要别别针；

（2）宝宝活动的空间禁止存放刀具等利器，家长怀抱宝宝走动时要留意周围物品，有无可能损伤到宝宝的利器，尽量不要去厨房走动，以免意外伤害；

（3）防止妈妈手指甲或首饰造成对宝宝划伤，宝宝也需要定期修剪指甲，不宜过长；

（4）给宝宝剪指甲时要格外小心，防止剪破皮肤，可选择婴儿专用的剪指甲用品。

二、锐器伤居家处理方法

如果伤口短小、两侧没有分开，且没有麻木感，如在家中自行处理。应先用生理盐水或凉白开冲洗伤口去除脏物，再涂抹抗生素软膏，最后用无菌纱布覆盖或包扎。切忌使用碘酒或酒精等处理伤口，以免增加疼痛与不适感。如果伤口大量出血，应使用压迫法进行止血。可将无菌纱布或干净的棉布覆盖在伤口上，压迫5 min，进行止血。切忌为了观察出血是否停止而提前停止压迫，这样会导致出血更多，并容易在下次压迫时形成血凝块。

三、有下述情况须去医院

（1）如果伤口在持续压迫5 min后仍出血较多，则须在重新压迫的同时赶往医院治疗；

（2）不管出血量多少，如果伤口较深或长度超过2 cm，均须去医院处理。即使伤势看上去不严重，但较深的切割伤仍有可能使神经或肌腱受损严重。较长的伤口或位于面部、胸部、背部的伤口更易形成瘢痕，如果进行缝合，瘢痕会减小。注意：最好在损伤后8 h内进行缝合；

（3）经过家庭处理后，伤口出现红肿、流脓或再次出血，须及时去医院治疗。

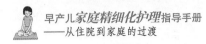
避免头发—止血带综合征发生

头发—止血带综合征（hair—tourniquet syndrome）是由于头发或细线等缠绕在手指或脚趾上，引起的一个或多个手指或脚趾的压迫症状，常因局部组织缺血坏死引起肿胀疼痛，宝宝哭吵不安。

虐待性头部创伤

在2009年之前称之为婴儿摇晃症候群（shaken infant syndrome），是瞬间以不当的方式剧烈摇晃婴儿，或长时间无数次地快速摇晃婴幼儿（图3-5）。可能的危害：导致脑损伤、麻痹、脊椎损伤、失明或眼睛受伤、癫痫发作、颅骨或椎体骨折等，甚至会让宝宝有生命危险！

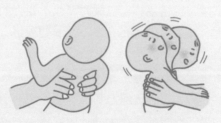

图3-5　不能剧烈摇晃婴儿

一、日常生活要注意

早产儿宝宝很柔弱，颈部还不能支撑头部，家长抱宝宝都应以手掌支撑住宝宝的颈部。若使用背带，应选择适合月龄并要有支撑颈部功能的背带。

二、避免以下行为

（1）以剧烈摇晃的方式安抚宝宝；

（2）在空中抛接宝宝；将宝宝抛到床上；

（3）抱着宝宝旋转；

（4）让宝宝坐在大人膝盖上，往后用力翻躺；

（5）不要过度依赖摇篮，控制使用的时间与摇晃的程度。

三、家长要正确安抚宝宝来避免摇晃

（1）掌控宝宝情绪，宝宝哭时家长不要心烦意乱，因为"哭"是宝宝对外沟通的语言，家长要观察、了解宝宝的需求，并适时给予回应；

（2）帮宝宝按摩，通过身体的亲密接触来缓解宝宝的情绪，避免抱着摇晃且疏忽力度的拿捏而不慎伤着宝宝；

（3）如果安抚很久了还无法让宝宝停止哭泣，最好考虑送医治疗。

避免强光、噪声、刺鼻气味有害健康的物质刺激

早产儿宝宝出院后仍然有大部分时间在睡觉，若周围环境时常有噪声，会影响宝宝睡眠，如果长期处于噪声较大的环境中，会影响听力，严重者会导致耳聋，脑部发育会受影响。宝宝出院后虽然视力也会不断加强，但眼睛的发育还不健全，因此在他目光范围内要避免强光刺激。另外宝宝体质弱、抵抗力差，对很多气味都敏感，刺激性气味不利于宝宝健康。

要对早产宝宝避免强光、噪声、刺鼻气味有害健康的物质刺激，应做好以下方面：

（1）拍照不用闪光灯，拍照前检查并确认闪光灯已关闭；

（2）避免强光直射双眼，宝宝床头不宜使用床头灯。婴儿房内的灯光要柔和；

（3）居住环境要安静，避免高分贝声音的刺激。电视机、电玩等音量要低；

（4）若生活周围有装修等长时间的噪声，可以考虑给

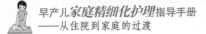
宝宝戴上保护听力的耳罩，或尽量让宝宝待在受外界噪声影响小的房间里或远离噪声源；

（5）家长间对话温柔，不要在宝宝面前大声喧哗；

（6）使用环保家具，甲醛含量低。若甲醛含量超标会使宝宝免疫力下降，智力降低。妈妈不宜涂指甲油、不宜用香水。气味芬芳的香水实质上是一种化学制剂，某些成分可能是有毒的，对宝宝大脑的某些部分产生刺激；

（7）不要在宝宝周围吸烟。烟雾会呛着宝宝，会直接威胁宝宝稚嫩的呼吸道和成长中的大脑；

（8）室内不建议喷洒空气清新剂；

（9）宝宝衣物用品忌放樟脑丸、卫生球；

（10）宝宝尽量远离厨房，避免炒菜时过大的油烟刺激宝宝呼吸道。

预防高坠

婴儿出生后不久就会用脚扭动、移动和推东西。即使是这些最初的动作也可能导致摔倒。当宝宝长大并能够翻身时，他或她可能会从床上或其他家具上掉下来，除非有保护措施。

在宝宝回家后逐步长大的过程中，注意做好：

（1）不要让宝宝一个人在桌子、床、沙发或椅子上。当您抱不住宝宝时，把他放在安全的地方；如有栅栏的婴儿床或游戏围栏；

（2）宝宝可能早在6个月就能爬了。在楼梯和房间前安装小门，让宝宝远离他或她可能受伤的房间。在一楼以上的所有窗户安装可操作的保护装置；

（3）家长怀抱宝宝外出时一定要注意安全，在上下楼梯时一定要抱紧宝宝，或者选择婴儿背带，防止宝宝从高处坠落；

（4）如果宝宝摔得很重或者摔后行为不正常，打电话给您的医生。

随着宝宝逐渐长大，也不可以让宝宝一个人在家，或者独自玩耍，一定要有大人陪伴。

第4章

早产儿出院后基本护理

对于早产儿的家庭来说，早产宝宝的降生让父母非常担忧，很多早产宝宝出生后就入住了新生儿重症监护病房（NICU），在NICU里面基本上以护士照护为主，所以早产宝宝的父母并不了解早产宝宝照护的细节。现在，早产宝宝就要出院回家了。相信您既欣喜若狂，又不知所措。面对这个早到的天使，出院以后，究竟该如何更好地照顾他/她呢？在居家的过程中还有哪些护理是要从住院期间延续到回家的呢？

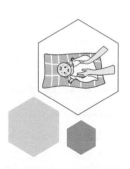

手卫生

　　早产儿皮肤较薄，免疫防御屏障还不健全，决定了早产儿成为感染的高危群体，预防早产儿感染的措施有非常多，最基本的是手卫生。在接触早产儿的过程中，若手部不干净，极易将细菌带到早产儿的皮肤上，容易发生感染。一些对成人不致病的细菌可能容易侵入免疫力较差的早产儿体内而致病，这就需要主要照顾者在对待早产儿时格外注意清洁卫生，尽量避免早产儿感染的发生。照顾人员严格执行手卫生行为能够从各方面降低早产儿感染发生率，为早产儿提供一个更加安全清洁的环境。

　　接触宝宝之前要洗手，特别是喂奶前；接触宝宝后要洗手，特别是换尿布后，大人都需要清洁手。使用流动水+皂液洗手，认真揉搓涂有皂液的双手至少15 s以上，再用流动水冲洗干净，清洁毛巾擦干。洗手前最好取下首饰和手表等，因为这些物品藏污纳垢的好地方。具体步骤如下（图4-1）：

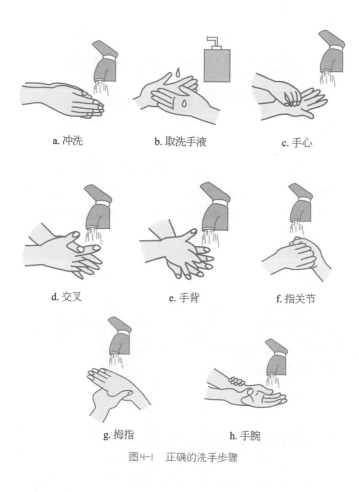

a. 冲洗　　　　b. 取洗手液　　　　c. 手心

d. 交叉　　　　e. 手背　　　　f. 指关节

g. 拇指　　　　h. 手腕

图4-1　正确的洗手步骤

[扫描二维码，观看视频操作]
正确的洗手步骤

预防宝宝感染呼吸道合胞病毒（RSV）

呼吸道合胞病毒感染是婴儿严重下呼吸道感染的病毒之一，少数可伴有皮疹。本病经空气飞沫或直接进入易感者的呼吸道，具有传播广、感染率高、持续时间长的特点，在世界各国均有传播和流行，几乎每年或隔年出现一次较大流行。多在冬春季发病。潜伏期4~5天。婴儿主要表现为发热、支气管炎及支气管肺炎，伴阵咳、呕吐、呼吸急促，少数伴胸腔积液，对于早产儿来说，结果更严重，可发生呼吸道阻塞、肺不张、缺氧、发绀、呼吸衰竭甚至窒息死亡。

一、预防呼吸道合胞病毒感染

呼吸道合胞病毒虽然对早产儿的健康和生命造成威胁，但只要积极预防，可以避免发病：

（1）适当进行户外活动，衣服穿着不宜过厚，避免过热或过冷，汗湿衣服要及时更换；

（2）尽量少去公共场所，特别是空气流通不好的场所，以免传染呼吸道传染病，居室内要每日定期开窗换气，培养良好的卫生习惯；

（3）积极治疗上呼吸道感染，避免上呼吸道病毒感染向下蔓延而致支气管炎、肺炎；

（4）积极提倡母乳喂养，合理添加辅食。如营养不良及贫血，加强营养增加抵抗力；

（5）做好计划免疫，特别是麻疹、百白破、肺炎链球菌疫苗等，以减少肺炎的发生；

（6）加强早产儿的保护和护理；

（7）注意清洁：外出回家后记得先洗手洗脸，再更换外衣；

（8）养成良好的洗手习惯；牢记洗手! 以下环节都要洗手：

- 触碰宝宝前；
- 饭前和饭后；
- 如厕后或更换尿布后；
- 摸过脸后。

（9）保持玩具清洁：硬质塑料材质或者金属材质的玩具，应该每天用消毒剂清洁。毛绒玩具应该用热水洗涤，至少每周一次。牙胶、安慰奶嘴等用物需要每天清洗消毒；

（10）其他方面应该注意：

- 注意饮食安全，奶制品现吃现冲，未吃完的及时放入冰箱冷藏室或弃去；
- 保证充足睡眠；
- 家里的成人应该注射流感疫苗；如患有流感应做好

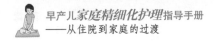
隔离，无法隔离时成人应该戴好口罩。

二、预防呼吸系统并发症

在NICU住院过的早产儿和婴儿都存在高发呼吸系统疾病的风险，例如支气管和终末支气管炎症、哮喘、感染等。情况严重的患儿，可能会再次住院治疗。

预防呼吸系统疾病和再次住院的小贴士：

（1）用热水洗涤床单、毛毯，每周至少一次；

（2）避免去人流多的地方，因为可能被传染呼吸系统疾病；

（3）使用消毒剂消灭洗手池和浴缸内的霉菌；

（4）在床垫和枕头上盖上带拉链的防尘套；

（5）夏天的时候，可以使用空调或者除湿机；记得清洁滤网；

（6）毛绒玩具不要放在床上；

（7）不要在室内或者车内吸烟；

（8）避免和宠物亲密接触；让宠物远离宝宝的睡眠区域，如果方便，最好把宠物安置在屋外。宠物每周洗澡一次；

（9）不要亲吻宝宝的脸或者手。宝宝的头顶、脚和小肚皮也很可爱，可以亲吻这些地方；

（10）不要使用婴儿爽身粉；

（11）一定要确保按时接种疫苗；

（12）远离壁炉、蜡烛、香水的异味或家用清洁剂；

（13）触碰宝宝前和更换尿布后一定要洗手；

（14）外出时，在宝宝的推车上盖一层薄网罩，防止陌生人触碰宝宝；

（15）奶嘴掉落时，及时用清洗液清洗；千万不要把脏的奶嘴放入宝宝口中。

喘息患儿的居家安全清洁

　　喘息是一种症状，是一种表现；引起喘息的原因多而复杂。早产儿发生喘息的原因包含：早产本身的原因、先天发育的问题、心脏畸形、喉软骨发育不良等；内因主要与遗传基因有关，外因则与环境存在污染源、感染源相关。使用无毒清洗液是早产儿回家后居家清洁和管理哮喘早产儿最重要的方法。下面是一些关于清洁和减少刺激源的建议。这些方法简单易行，价格便宜。而且没有污染。给出院后回家的早产儿一个舒适无毒的环境很重要。

一、霉菌清洁

　　（1）小苏打、硼砂、白醋：可用来擦洗霉菌污染区域，清洁后自然晾干。

　　（2）柠檬+盐或者白醋+盐：将柠檬汁和盐混合或者将白醋和盐混合，可用来擦洗霉菌污染区域，清洗后自然晾干。

小贴士：

①洗澡或者沐浴的时候，打开排气扇至少15 min，如果没有的话就打开窗户至少15 min。②更换或者清洗真菌污染的洗浴用品。③修理漏水的水管，去除其他不需要的水的来源。

二、窗户、镜子的清洁

醋+水+液体洗衣液：倒1/4杯的白醋到约450 ml的喷雾瓶中，然后加满水。为了避免有的时候喷出来的只有水，加入3～4滴洗衣液，混合好之后，喷到窗户或者镜子的表面，然后用布类尿布、不起毛的布或者报纸擦洗。

三、去污

硼砂+水：1/4杯硼砂混合2杯水，用海绵或者布类轻轻擦拭污渍的溶解物，让其自然晾干。再用另一块干净的湿布擦掉有污渍的区域。

四、浴盆、马桶、水槽的清洁

小苏打+液体橄榄香皂：首先将小苏打撒在需要清理的物品表面，将液体橄榄香皂几滴滴在物体表面上，用湿

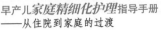

布进行擦洗，然后用水进行冲洗。

五、下水道堵塞

小苏打＋白醋＋开水：倒1/2杯小苏打到下水道口，然后倒1/2杯白醋，等待3～5 min，最后倒进去约1 L的开水，如果下水道还是堵塞的，可重复上述步骤。活塞或者其他工具也可作为非化学性的方法来疏通堵塞的下水道。

六、除尘和抛光

橄榄油或杏仁油：在柔软的布料上滴上几滴油擦拭物体的表面。

小贴士：

① 将衣服或者玩具放入干净的塑料袋子或者箱子里。② 用热水清洗填充玩具动物，并高温烘干。将玩具密封在塑料袋里，或者将其放在冷冻室一夜或者冷冻至少5 h，也能够杀死尘螨。③ 每隔几周用热水清洗床品并高温烘干。④ 每周至少一次用吸尘器或湿布清理灰尘，选择防静电吸尘器。⑤ 进入房间之前脱掉鞋子，切断可能带到房间内的污染源。

七、控制虫类

1 L水+碾碎的大蒜泥+切碎的洋葱+1勺辣椒粉+1勺洗衣液：将这些食物和水进行混合，静置1 h，加入液体肥皂。然后将混合液倒入喷雾瓶，在房间内进行喷洒，从而控制虫类。

> **小贴士：**
>
> ① 不要成堆的收集盒子、纸袋子或者报纸。② 不要将开封的食品或者脏盘子放在厨房。③ 保持垃圾筒密封。④ 柜子不要有松动或者泄漏。⑤ 把可回收物放进箱子之前进行冲洗。⑥ 不要使用杀虫剂，可使用饵剂。

八、烤箱清洗

小苏打+水+钢丝球：将一杯小苏打加足量的水进行混合，用在烤箱表面至少30 ~ 45 min，用钢丝球擦洗浸湿的部位，用更坚硬的物品如面包刀去除大块的食物残留物。不要将这种洗涤剂用于带有自我清洁功能的烤箱。

最后，为了拥有新鲜的室内空气，扔掉强化学清洗剂或者带有芳香功能的清洗剂，使用温和的无芳香的洗衣液清洗衣服，避免使用芳香的衣物柔顺剂，不要使用空气清新剂或除臭剂，不要在家里吸烟。

以家庭为中心的护理

以家庭为中心的护理，是从关注患儿到关注患儿整个家庭的转变，强调家庭在患儿疾病治疗康复中的作用，尤其是早产儿，鼓励家庭成员与医务人员合作，共同促进患儿健康。该方式强调照护计划围绕整个家庭提出，所有家庭成员都是护理接受者。

以家庭为中心的护理是指通过家庭和专业人员的合作关系促进患儿健康，护理模式由原先的"以患儿为中心"转变为"以家庭为中心"的一种护理模式，是一般护理的完善和再升级，护理工作者通过对早产儿生理、心理、精神等各方面状态的考量，经其父母的全程参与和照管早产儿，保证早产儿各方面皆处于良好状态。该护理模式能提高父母对早产儿的养育知识，并改善其育儿行为，有利于促进早产儿良好的成长发育（图4-2）。

温馨的、充满童趣的家庭式病房环境，亲情的呼唤与抚摸，可以使早产儿始终处在被关爱的氛围中接受治疗、护理、康复。同时良好的以家庭为中心的护理可以缩短早产儿住院时间，增加母婴亲密感，改善早产儿预后；早产

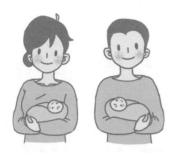

图4-2 以家庭为中心的护理

儿父母在医护人员指导下进行早产儿抚触有利于早产儿健康；通过抚触，可减少早产儿呼吸暂停次数；促进睡眠，有助于形成昼夜规律，促进大脑发育；降低感染率。抚触能够增加早产儿父母的满足感，增加母亲乳汁分泌。建立完整的以家庭为中心的早产儿出院指导，可以为妈妈提供支持和有效的资源，减轻妈妈压力，帮助妈妈正确护理早产儿，促进其健康成长。

多项研究发现，以家庭为中心教育干预的应用有效提高了妈妈理解和共同做出决策的能力，赢得了团队的支持和尊重，丰富了妈妈和早产儿获得资讯的来源，提高了知识掌握情况和自我管理能力。

读懂早产宝宝的行为

　　与足月相比，早产儿各系统的发育都不成熟，而且不同孕周早产儿的行为能力表现也各不相同。如果父母对早产儿个体化的行为表现缺乏正确的认识，就会出现焦虑、抑郁、内疚、愤怒等消极情绪，最终导致行为消极，如不敢看孩子、不敢接触孩子，不愿意照护孩子等。国内的早产儿大部分收治在无陪护病房与父母分离，通过指导父母读懂早产儿行为，帮助父母更好地照护早产儿，促进父母积极的情绪。

　　早产儿的六种行为状态：安静睡眠（深睡）、活动睡眠（浅睡）、瞌睡状态、安静觉醒、活动觉醒、哭。

一、安静睡眠状态

　　宝宝的脸部放松，眼睛闭合。全身除偶然的惊跳和极轻微的嘴动外没有自然的活动。呼吸是很均匀的。小儿处在完全休息状态。年龄越小，睡眠时间越长，20 ~ 22 h/d；

早产儿期没有昼夜节律，3 ~ 4个月时能很好建立（图
4-3）。

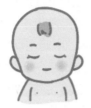

图4-3 安静睡眠状态

二、活动睡眠状态

早产儿在活动睡眠时，眼通常是闭合的，但偶然短暂地睁一下，眼睑有时颤动。经常可见到眼球在眼睑下快速运动。早产儿呼吸不规则，比安静睡眠时稍快。手臂、腿和整个身体偶然有些活动。脸上常显出可爱的表情，如做出怪相、微笑和皱眉。有时出现吸吮动作或咀嚼运动。在宝宝觉醒前通常是处于活动睡眠状态（图4-4）。

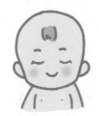

图4-4 活动睡眠状态

三、瞌睡状态

这是觉醒和睡眠之间的过渡阶段，持续时间较短。瞌睡通常发生于刚醒后或入睡前。眼半睁半闭，眼睑出现闪动，眼闭上前眼球可能向上滚动；有时微笑、皱眉或噘嘴唇；目光变得呆滞，反应迟钝；对声音或图像表现茫然；常伴有轻度惊跳（图4-5）。

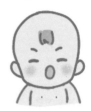

图4-5　瞌睡状态

四、安静觉醒状态

眼睛睁开，不哭不闹。很少活动，很安静。早产儿在这种状态时，他们是很机敏的，喜欢看东西，特别是圆形、有鲜艳颜色的东西，如红球，或有鲜明对比的条纹图片，还喜欢看人脸，如果您带上眼镜就更能吸引他们了。当人脸或红球移动时，他们的目光甚至头部会追随。他们还会听声音，如果您在他耳边轻轻地呼叫，他会转过脸来看您。更有趣的是他还会模仿大人的表情（图4-6）。

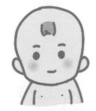

图4-6　安静觉醒状态

五、活动觉醒状态

早产儿的活动可能有一定目的性，是在向他们的爸爸妈妈传递信息，说明他们需要什么。在这种状态时，如果给些不合早产儿意愿的刺激，就可以使他们的活动增强或惊跳。因此，有些人相信，这些活动可以促进早产儿和父母之间的交流和联系（图4-7）。

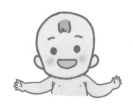

图4-7 活动觉醒状态

六、哭的状态

用哭来表示意愿，希望父母能满足他们的要求，如饿了、尿布湿了或身体不适时哭。还有一种没有什么原因的闹哭，一般在睡前，哭一阵就睡着了。也可在刚醒时，哭一会儿后进入安静觉醒状态，这时显得特别机敏。细心的父母经过和早产宝宝2周左右的相处，能学会理解宝宝哭的原因，并给予恰当的处理。如果每天啼哭大于3 h，每周发作3 d以上，持续3周以上，可能有腹绞痛，请及时就医（图4-8）。

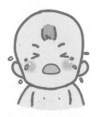

图4-8 哭的状态

臀 部 护 理

一、更换尿布

物品准备：

湿纸巾、合适的尿布、润肤油、必要时使用温水和毛巾（图4-9）

流程：

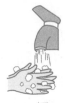

第一步，更换尿布前先洗手（具体见手卫生洗手要求）。

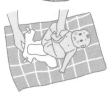

第二步，打开尿布并观察大便的稠稀、颜色、量的多少。

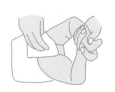

第三步，把尿布对折后垫在屁股下面，用湿纸巾或温水清洗；从前往后擦拭宝宝的会阴和屁股擦净后观察宝宝臀部皮肤情况。

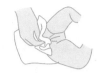

第四步，重复步骤三。

第五步，更换清洁尿布：移除脏尿布后把干净尿布完全展开，垫在宝宝臀下。

第六步，取适量的护臀膏或者液均匀涂抹在宝宝臀部。

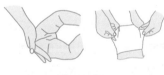

第七步，按摩臀部后将新的尿布包好。

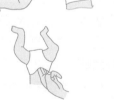

图4-9　更换尿布的步骤

注意：

选择合适的尿布，选用透气性好或棉质尿布，每次换尿布时都用湿纸巾由前至后擦净臀部，换尿布时必须同时提起双腿，避免过度抬高双下肢导致血液大量回流至脑部引起早产儿不适；包好尿布，松紧适宜，以一指或两指松为宜。

二、预防红臀

1. 红臀（尿布性皮炎）

早产儿也容易发生尿布皮炎，是新生儿期的一种常见和多发的皮肤损害性疾病。表现为肛周、会阴部和腹股沟皮肤潮红、糜烂、溃疡，伴散在红色斑丘疹，或脓点及分泌物。

2. 红臀发生的原因

（1）机体因素——早产儿皮肤娇嫩，防御功能差，机体免疫水平低下，对周围环境较敏感，局部区域皮肤长时间受尿、粪便的刺激，皮肤表面及粪便中的细菌分解尿液中的尿素，产生大量氨，浸泡和刺激皮肤，尿布包裹下，形成潮湿而相对密闭的环境，加重对皮肤的刺激。临床发现，部分男性患儿阴囊大而松弛，便后容易积聚在阴囊和皮肤贴合处和褶缝处，故特别容易发生尿布皮炎伴阴囊表皮破损。

（2）腹泻——腹泻时稀便中会有较多的脂肪、液体及变形杆菌和微生物均可诱发皮炎，继发细菌、真菌感染。腹泻时大便次数增多、水分增多，早产儿臀部长时间处于湿热状态，导致肛周及尿布接触部位发红、糜烂、渗液。

（3）尿布因素——长期使用不透气的纸尿裤，或劣质尿布粗糙、质硬，对早产儿的皮肤造成直接伤害。另外，尿布中的染料是引起尿布皮炎的敏感因素。便后使用湿纸巾擦拭臀部者比使用棉布擦拭者的红臀发生率降低近1倍。湿纸巾能有效清洁皮肤，并在皮肤表面留下一层湿润保护膜，可以减少局部皮肤刺激。

（4）喂养因素——纯母乳喂养的早产儿较配方奶和混合喂养的早产儿患尿布皮炎的发生率小。这与母乳喂养儿的尿液和粪便中的pH偏酸性有关，相反配方奶喂养的新生儿粪便中pH为碱性，易使病菌繁殖，而且大便中的消化酶在碱性环境中被活化，进一步刺激皮肤引起皮炎。

（5）治疗因素——蓝光照射治疗早产儿黄疸，较常见的一种不良反应是腹泻，大便稀薄呈绿色，次数较多，主要由于光疗分解产物经肠道排出时，刺激肠壁引起的肠蠕动增加所致。因此光疗时大便次数增多导致尿布皮炎发生率较未进行蓝光治疗的患儿多。

（6）臀部护理不当——未及时更换尿布，使臀部皮肤受大小便的刺激，并长期处于潮湿的环境中，使皮肤水化导致表皮浸润，表皮屏障功能被破坏给细菌滋生创造了条件，粪便中的碱性成分及尿液中的氨，在皮肤损伤的基础上刺激皮肤加重炎性反应。在换尿布时清洗或擦拭臀部用力过大，也可造成皮肤损伤。

三、红臀的预防

（1）加强臀部护理——保持臀部的清洁干燥，做到勤

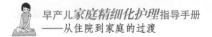
换尿布。每次换尿布时使用湿巾纸由前向后擦净臀部，大便时用温水洗净臀部，臀部皮肤可涂凡士林或婴儿护臀膏。

（2）避免湿热环境——病房内保持空气流通，每日空气消毒，室温在24～26℃，湿度保持在55%～65%，有大便及时更换尿布，防止臀部皮肤始终处于湿热的环境中。

（3）调整喂养方式——提倡母乳喂养，母乳易消化吸收，产生的粪便刺激性小，可降低尿布皮炎的发生。

（4）减少机械刺激——选用质地柔软，吸水性好的尿布，包裹时松紧适宜，经常更换，腹泻时增加更换次数，保持臀部清洁干燥，并经常更换体位，减少皮肤局部受压。

（5）防止交叉感染——严格执行手卫生和消毒隔离。

四、红臀一般护理

（1）保持早产儿室温在24～26℃，湿度保持在55%～65%，每日空气消毒。

（2）做好基础护理，保持患儿臀部皮肤清洁干燥，每次换尿布时使用湿巾纸由前向后擦净臀部，严禁使用含乙醇的湿巾。严格执行手卫生，防止交叉感染。

（3）勤换尿布——选用质地柔软，透气性好，吸水性好的尿布，每2～3h更换尿布，对于腹泻的患儿，加强观察，尿布上有大便立即更换。

（4）观察大便的色质量，有腹泻症状及时就医，必要时遵医嘱给予肠道收敛药物如蒙脱石散等控制腹泻症状。

（5）保持奶具的清洁，被污染及时更换，提倡母乳喂养。腹泻和乳糖不耐受患儿，可给与去乳糖奶粉。

五、红臀分度及护理

（1）轻度红臀（图4-10）——皮肤红或有红斑，没有破损；使用护臀膏、润肤油。皮肤干燥，及时更换尿布，给予暴露晒太阳，防止着凉。

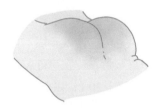

图4-10 轻度红臀

（2）中度红臀（图4-11）——皮肤红，范围大，伴皮疹，皮肤有轻微破损；可使用液体敷料，它可以在皮

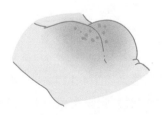

图4-11 中度红臀

肤上形成一层保护膜，使皮肤和大小便有效隔离，从而减少了对破损皮肤的化学刺激和物理摩擦，减少了细菌感染，保护了皮肤的完整性，促进受损皮肤的愈合。同时此膜具有透气性，膜下的水汽和二氧化碳通过保护膜发挥，改善皮肤潮湿的状态，有效控制皮炎的发展。使用前将臀部清洗干净，用液体敷料距离皮肤患处5～10 cm处进行喷洒，使药液完全覆盖患处，待干30 s后重复3次。

（3）重度红臀（图4-12）——皮肤红，范围广，伴皮疹，破溃，糜烂伴渗液；使用液体敷料同时联合造口粉使用，造口粉湿润后可以在皮肤表面形成一层保护膜，隔离大小便对皮肤的刺激，保持皮肤干燥。当有重度尿布皮炎时，可以将造口粉直接敷在皮肤患处，将粉均匀抹开，再使用液体敷料喷洒后待干30 s；并来院就诊。

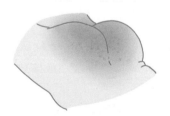

图4-12　重度红臀

（4）伴念珠菌感染（图4-13）——鲜明红色卫星状损伤、脓疮，可能扩展到腹股沟或皮肤褶皱处；抗真菌药物——对于真菌感染引起的尿布皮炎可用抗真菌药膏涂臀部，每日2～3次。臀部有湿疹可以涂含激素类适合新生儿使用的药膏；并来院就诊。

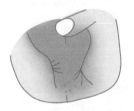

图4-13　伴念珠菌感染

日常清洁——沐浴

很多早产宝宝的爸爸妈妈担心宝宝会害怕洗澡，其实只要水的温度适宜，就不会让宝宝感到恐惧。因为宝宝从胎儿期就开始浸泡在子宫的羊水中，从两个结合的生殖细胞，逐渐发育成一个完整的胎儿，都是在水中完成，所以洗澡是宝宝非常容易接受的事情。但对于早产的婴儿来说，洗澡是一件大事，给早产宝宝洗澡不是件简单的事，爸爸妈妈们一定要小心谨慎哦！

一、家庭环境

保持环境温度在26 ~ 28℃（气温低可使用空调和取暖器），关闭门窗，避免将宝宝放在风口，防止着凉。

二、物品准备

清洗过的专用浴盆，盆内注入3/4水（水温38 ~ 40℃），洗澡用小毛巾，擦干用大毛巾，更换的衣服（按顺序放好），必要时使用沐浴露、合适的尿布、润肤油、棉签。

三、操作者准备

家长清洁双手，取下手表、戒指等饰品。

四、流程（图4-14～图4-26）

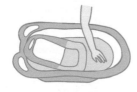 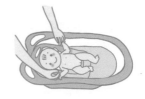

图4-14 应在浴盆内先放冷水再加入热水，水温调节至38～40℃；水温可用水温仪测试，也可用手肘或手腕内侧试水温，以不烫为宜；将防滑架放入浴盆内，方便固定宝宝

图4-15 将宝宝脱去衣物，去除尿布，放置于沐浴架上

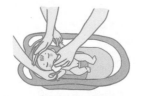 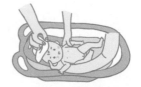

图4-16 清洗宝宝面部，用毛巾的一个角擦拭眼角，由内向外，用同样的方法清洗另一只眼角。拧干毛巾，以免多余水分滴入口鼻腔，引起呛咳。面部清洗顺序：前额—鼻部—嘴角—面颊—下颌—耳后，然后擦干面部

图4-17 清洗头部，用手掌托住头颈部，用大拇指与中指分别堵住双耳，避免水进入耳道。用水把头发沾湿，涂抹洗发香波，在头上用手指顺时针揉洗片刻，用水洗净，拧干毛巾将头发擦干

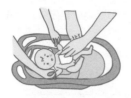

图4-18 洗胸腹，将宝宝放置在浴架上使宝宝呈半坐位，用毛巾先淋湿颈、胸腹部，使用沐浴露揉洗片刻，再用水清洗干净

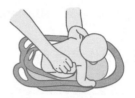

图4-19 洗背部，让宝宝向前靠，用手臂托住宝宝的胸部和一只手臂（注意不要托住宝宝颈部，造成气道阻塞），用毛巾淋湿颈部，使用沐浴露揉洗片刻，再用水清洗干净

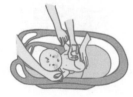

图4-20 洗臀部，再次将宝宝放置在沐浴架上呈半卧位，使用沐浴露揉洗片刻，再用水清洗干净

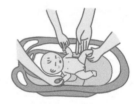

图4-21 洗四肢，使用沐浴露揉洗片刻，再用水清洗干净。清洗四肢时要注意皮肤的皱褶处、关节处、指间都要清洗干净

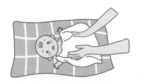

图4-22 一手托住头颈部，右手托住臀部把宝宝抱出浴盆，放置于平铺的毛巾上。用浴巾包裹住宝宝先擦干头发，再擦干身上的水

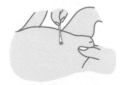

图4-23 脐部护理：用棉签蘸75%乙醇（酒精），对脐部由内向外，旋转擦拭脐部和脐部周围

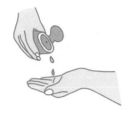

图4-24 皮肤护理：将润肤油倒置于手上，给予新生儿抚触（具体详见婴儿抚触）

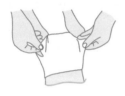

图4-25 臀部护理：涂抹护臀膏，形成透气保护膜，预防尿布疹，包裹好尿布

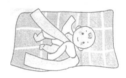

图4-26 穿衣服

沐浴安全

沐浴是爸爸妈妈和宝宝相处的特别时间。以下是一些沐浴小贴士：

◇ 不要让一个早产宝宝独自待在浴盆里，哪怕是片刻，因为即使不是很深的水，宝宝也会发生溺死的可能。建议提前准备好所有用品（肥皂、毛巾等），沐浴时有人按门铃或者有一定要接的电话，请用毛巾把宝宝包起来带上他/她去开门或者接听。

◇ 早产宝宝很容易散热，很快会感到寒冷，因此沐浴前确保浴室的温度舒适（26～28℃）。

沐浴椅和沐浴网兜是仅仅用来帮助洗澡，并不能替代照护者的照护，防止溺水。

◇ 沐浴盆的水深应进行控制，6个月大的早产宝宝浴缸里放5～8 cm的水，宝宝长大后也不能超过齐腰高（坐姿）。

◇ 为了防止烫伤，热水器设置＜48℃的温度。

◇ 浴缸旁远离电器（如电吹风和卷发棒）。

◇ 不要让早产宝宝触摸水龙头的把手，这可能导致严重的伤害（例如烫伤）。

注意事项：非必要时不用沐浴液；注意水温及环境温度，防止烫伤、受凉；避免水流进眼睛及耳朵；洗完澡及时用大毛巾把身上的水擦干，注意保暖。

五、沐浴后做好皮肤护理

（1）建议每隔一天或两天给宝宝洗澡，洗澡太频繁，宝宝皮肤会变干。

（2）建议给宝宝使用温和的皂液，可选择无味的品牌。

（3）宝宝的手脚皮肤干燥是正常现象，避免使用带有香味的乳液，它会刺激宝宝的皮肤。

（4）不要把乳液直接涂抹在婴儿的脸上。

（5）如果乳液涂在婴儿的手上，建议戴上婴儿手套或袜子，避免宝宝把含有乳液的手放进嘴里。

（6）避免使用婴儿爽身粉，因为粉末的吸入会伤害宝宝肺部。

（7）头痂是头皮上干燥的皮肤，看起来脏脏的。如果宝宝有头痂，试试晚上在头皮上擦凡士林霜，然后第二天早上洗头，洗头时轻轻揉搓有助于去除头痂。如果一直存在或加重，请及时告知宝宝的保健人员。

[扫描二维码，观看视频操作]
正确的沐浴步骤

早产儿安抚的需求

早产儿生后早期不太会哭闹，一般来说他们都是无声地挣扎，但是等到早产宝宝生长发育到快出院的时候，他们的力量已经足以大声哭出来了，一个哭泣的宝宝也能考验您的耐心。理想的状态是：宝宝几周后可以一觉睡到早上，当你们互动的时候他笑呵呵，宝宝只有饿的时候才是不高兴的。现实的情况是：宝宝最喜欢玩耍的时间是凌晨两点喂完奶后。您抱着他/她走来走去的时候，暴躁情绪会达到巅峰。您不知道一个哭泣的婴儿能让眼泪流那么久。这种情况是不是很熟悉？一个早产宝宝经常能哭2小时以上或者更久。找出宝宝为什么哭，以及该怎么应对是为人父母需要学习的很重要的一课。

一、宝宝为什么会哭？

一个哭吵的宝宝正试图告诉您一些事情。您的任务是弄清楚为什么宝宝在哭，您能做什么。想想您正在哭吵的宝宝他/她会在想什么。

1. 我饿了

大部分早产宝宝每隔2～3h就要吃奶，感觉是昼夜不停地吃。当饥饿来临时，有些宝宝会变得疯狂。当喂养开始的时候，他们可能会非常兴奋，以至于他们狼吞虎咽吃奶时会吸入空气，这会引起吐奶，宝宝会哭吵，这样又会咽下更多的空气。

为了避免这种情形，父母需要对宝宝饥饿的迹象做出早期反应。如果宝宝在喂养期间开始大口进食，注意休息一下。每次喂食中和结束后也要花点时间拍嗝。

如果您是亲喂宝宝，母乳的味道会随着您的饮食结构而改变。如果您怀疑某种食物或饮料会让宝宝变得比平时更难以安抚，那就禁食这些食物几天，看看它是否会起作用。

2. 我想吸吮

吸吮是一种自然的反射。对许多早产宝宝来说，这是一种安慰、抚慰的行为。如果宝宝不饿，试试用干净的手指或奶嘴给宝宝吸吮。

3. 我累了

疲劳的宝宝通常很烦躁而且宝宝可能需要比您想象的更多的睡眠，早产宝宝通常一天睡16h，有的宝宝甚至更多。

4. 我的尿布湿了

对于一些宝宝来说，一块湿的或脏的尿布是引发眼泪的原因。经常检查您婴儿的尿布，确保它是干净和干燥的。

5. 我想要活动

有时一次摇床或是在房子里走来走去就足以安抚一个哭泣的婴儿。在有些情况下，只需要改变体位。记住安全预防措施，尝试用婴儿摇床或振动式的婴儿座椅，但要注意避免剧烈摇晃。天气允许的话，带着婴儿车去户外。但在车上需要使用汽车安全座椅并系好安全带。

6. 我希望被包裹

有些早产宝宝觉得被包裹最安全，用一个小而轻的毯子紧紧地包裹着宝宝可能可以使他/她安静下来。

7. 我热了

太热的早产宝宝可能会感到不舒服。对于一个太冷的宝宝也是如此。根据需要添加或减去一层衣服试试看。

8. 我孤独

有时，仅仅是看见您，听到您的声音，或是被您拥抱，就能让宝宝止住眼泪。轻轻按摩或轻拍后背也可以安抚哭泣的婴儿。

9. 我吃饱了

过多的噪声、运动或视觉刺激可能会使宝宝流泪、进入更安静的环境或将宝宝放在婴儿床上、给宝宝听白噪声——比如海浪的声音或电扇或吸尘器单调的声音都有可能有助于宝宝放松。

记住，许多婴儿白天都会有可预测的烦躁期。这种哭吵可以帮助宝宝消除多余的能量。您可能会感觉到自己安抚宝宝的作用不大，但您宝宝在哭的过程中会感到舒适。

随着时间的推移，您也许可以通过宝宝哭的方式来确定他/她的需求。例如，饥饿的哭声可能是短促而低沉的，而痛苦的哭声可能是突然的、长而高调的尖叫。学会分析各种哭的模式都可能帮助您更好地回应宝宝的哭声（图4–27）。

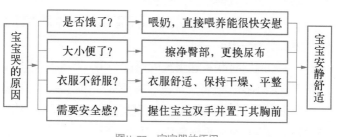

图4-27 宝宝哭的原因

如果您什么都试过了，而宝宝还是不开心，考虑让宝宝哭出来。哭不会伤害宝宝，有时唯一能阻

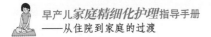
止哭的方法就是让它顺其自然。

当然，听您宝宝的哭声会让人痛苦。您需要分散您的注意力几分钟，您可以洗个澡，给朋友打个电话或者做点吃的。

二、学会安慰自己

听您宝宝的哭声很难。为了照顾好宝宝，照顾好您自己也很重要。

（1）休息一下。请您的配偶、伴侣或其他爱人暂时接管。即使是只有1 h，您自己也能帮助恢复您的应对能力。

（2）选择健康的生活方式。健康饮食包括日常的体育活动。如果您可以的话，即使在白天宝宝在睡觉的时候您也要睡觉。您休息得越好，您就越能应付一个哭泣的婴儿。

（3）记住这是暂时的。哭的时间通常在6～8周达到高峰，然后逐渐减少。

（4）知道何时联系您宝宝的保健医生。如果您对宝宝的哭声无法安抚，或者宝宝没有像往常一样吃饭、睡觉或行为举止异常，请联系您宝宝的保健医生。他/她可以帮助您区分宝宝哭吵是生理现象还是病理问题。

三、安抚宝宝的方法

美国哈韦·卡普博士（Dr. Harvey Karp）5S安抚法：

包裹（swaddling）、侧躺（side）、摇摆（swing）、嘘声（shushing）、吮吸（sucking）。该方法已被证实能有效提高早产宝宝睡眠时间和父母的自我效能。

1. 包裹的真实感受（swaddling）

用襁褓将宝宝包裹起来——在包裹的时候，注意把宝宝的胳膊裹紧，但不要用力拉直宝宝的腿。这种方法给宝宝带来一种仿佛重新被紧紧地裹在子宫内壁的感觉。

2. 宝宝也爱侧卧或俯卧（side or stomach）

多数宝宝在安静的时候，喜欢平躺的姿势，但哭闹的时候，如果还是保持平躺的姿势，就会刺激宝宝的一种生理反射，让他感觉仿佛马上就要摔下来了，却没人理睬。侧卧或者俯卧的姿势，能帮助宝宝迅速消除这种可怕的生理反射，消除宝宝的恐慌感。

3. 宝宝最爱的音响效果嘘嘘声（shushing）

请记得，在宝宝的世界里，嘘声的含义与我们的世界有些不同，它们表示"我爱你""不用担心，我一切都好"。这么美好的语言，当然能让宝宝安心。还有令我们惊讶的地方，宝宝是喜欢噪声的，有一些噪声，诸如打开收音机，频道间电波干扰的噪声、吸尘器、吹风机的噪声都能帮助宝宝安静下来，这是因为宝宝在子宫里听到的声音远比吸尘器的噪声大得多，因此您无须替他们担心。

4. 根据宝宝的生活节奏轻微摇晃（注意：非剧烈摇晃！swinging）

有节奏地轻微晃动，保持宝宝的头不受束缚的小幅度轻微摇晃，这与宝宝在子宫内的感觉非常相似，可以帮助宝宝启动耳中的"运动感官"，从而激活安抚反射。

5. 给点甜头奖励一下（sucking）

宝宝在预产期前3个月就开始练习吸吮手指了。试着给他一个安抚奶嘴试试看，他会慢慢安静下来的。因为吮吸手指不仅能缓解饥饿感，更重要的是，吮吸时会激活大脑深处的镇静中枢，启动安抚反射。

6. 认识到自己的局限性也很重要

如果宝宝哭导致您失去理智，记得把宝宝放在一个安全的地方，如婴儿床上，或去另一个房间平复自己。有必要联系您的保健医生或其他心理健康帮助热线以获得更多支持。

婴 儿 抚 触

很多新手爸妈们都知道，帮助早产宝宝做抚触，可以促进早产宝宝神经系统的发育，加快免疫系统的完善，提高免疫力，加快早产宝宝对食物的吸收。婴儿抚触也是母婴交流的一种方式，它既能促进宝宝生长发育，也是一种情感的交流。那么，婴儿抚触究竟应该怎么做呢？

一、婴儿抚触的优点

研究发现早产儿在接受抚触时经皮血氧饱和度一直处于临床安全范围内，证明对生命体征稳定的早产儿进行抚触是安全的。呼吸暂停是早产儿常见的临床症状，患病率高，需要科学合理的护理，抚触对预防早产儿呼吸暂停有重要作用。早产儿的多种疾病能引起呼吸暂停，但也有部分患儿没有明确的发病原因。原发性呼吸暂停主要与早产儿中枢神经和呼吸系统发育未成熟有关，发作时可出现发绀、肌张力低下、心率变慢、血氧饱和度下降、血压降低等。如不及时发现，可致脑缺氧损伤，甚至猝死。研究发现，抚触组早产儿呼吸暂停的发生率下降，平均呼吸暂停的次数减少，尤其呼吸暂停次数减少具有极显著性统计学意义，说明抚触对呼吸暂停有较好的预防作用。研究证明对胎龄30～34周，出生体重1 001～2 200 g，基本生命体征稳定的无并发症的早产儿进行抚触能减少呼吸暂停发生次数。

抚触可以减轻机体对刺激的应激反应；通过对患儿全身的抚触按摩促进患儿全身血液循环，增加血氧供应，促进代谢，从而促进婴儿智力发育有较好的远期结果。抚触可改善消化系统，使迷走神经紧张度增加，刺激胃泌素和胰岛素分泌，增加消化和吸收功能，从而使新生儿吃奶量增加，加速胎便排泄，增加体重增长，加快生长发育。抚触可平定婴儿暴躁的情绪，减少哭泣，增加睡眠。抚触时全身肌肉得到缓和和放松，缓解增高的肌张力，从而可调节兴奋性高的低级神经中枢，有促进损伤的高级神经中枢修复、促进发育迟缓的高级中枢发育的作用，促进行为发育和协调能力；增强自我认知能力；促进亲子关系，心率和呼吸频率下降，耗氧量低下，新陈代谢和大脑皮质唤醒水平下降，易进入睡眠状态，而使睡眠时间延长、质量增加。抚触可刺激婴儿淋巴系统和神经系统，增加免疫力、应激力和智力。抚触通过皮肤感受器将力学效应传至中枢神经系统，促使机体的内啡肽分泌，刺激神经营养因子的释放，修复部分受损的神经系统，减少神经元凋亡，促进脑功能康复。抚触使新生儿定向力、运动能力更成熟，促进甲状腺素水平提高，增强新生儿免疫功能，而与新生儿的交流使新生儿有满足感，激惹性减弱，安静少哭闹，亦有利于免疫功能的增强，能促进母婴间的交流。有学者研究，在新生儿足跟采血前进行新生儿抚触，能有效减少新生儿疼痛，明显提高采血成功率。抚触能降低新生儿黄疸的发生率。

二、抚触前的准备

（1）保持适宜的房间温度（26～28℃左右）和抚触时间（20 min左右），确保舒适及15 min内不受干扰。

（2）采用舒适的体位，选择安静、清洁的房间，放一些柔和的音乐作背景。

（3）选择适当的时候进行抚触。宝宝不宜太饱或太饿，抚触最好在宝宝沐浴后进行。

（4）在抚触前准备好毛巾、尿布、替换的衣物，先倒一些婴儿润肤油于掌心，并相互揉搓使双手温暖。

三、抚触方法

早产宝宝抚触操作手法：

（1）面部：两手拇指从额头中央向两侧推，两手掌从前额发际抚向枕后。并用拇指在宝宝上唇画一个笑容，同一方法按摩下唇（图4-28和图4-29）。

（2）胸部：两手分别从胸部的外下侧向对侧外上方滑动（图4-30）。

（3）腹部：以肚脐为中点，从右下腹开始，按顺时针方向按摩（图4-31）。

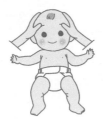

图4-28　面部按摩

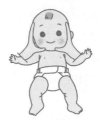

图4-29　按摩下唇

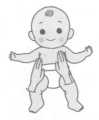

图4-30　胸部按摩

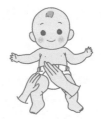

图4-31　腹部按摩

（4）背部：双手平放背部向下按摩，然后用指尖轻轻按摩脊柱两边的肌肉，再次从颈向肩部迂回运动（图4-32、图4-33和图4-34）。

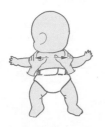

图4-32　背部按摩一

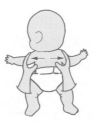

图4-33　背部按摩二

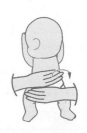

图4-34　背部按摩三

（5）四肢：用一只手捏住其胳膊，从上臂到手腕，轻轻挤捏。然后用右手拇指指腹按摩手腕、手指、手背，左右交替，下肢同上肢。

（6）手臂（图4-35）：

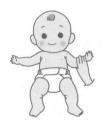

图4-35　手臂按摩

（7）手部（图4-36和图4-37）：

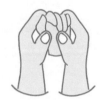

图4-36　手部按摩一

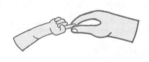

图4-37　手部按摩二

[扫描二维码，观看视频操作]
早产儿抚触方法

袋鼠式护理

WHO界定的袋鼠式护理包括三部分：① 袋鼠式体位（图4-38）：又称皮肤接触，指早产儿出生早期即由母亲怀抱进行持续的肌肤接触；② 袋鼠式营养：是指纯母乳喂养，指早产儿出生初期可辅以其他方法补充所需，但最终目的是实现纯母乳喂养；③ 袋鼠式出院：要求早产儿及早出院回家，减少病房环境对婴儿的不良刺激。袋鼠式护理的实施可有效降低早产儿死亡率和患病率；对早产儿神经、体格、睡眠、免疫力、母乳摄入量、疼痛减轻方面都有积极影响，同时还能减轻早产儿母亲的焦虑程度与家庭负担。

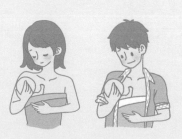

图4-38　袋鼠式护理

一、袋鼠式护理的定义

袋鼠式护理（Kangaroo Mother Care，KMC）是针对早产儿所研发出来的照护模式，让母亲将宝宝拥抱在胸前，借由皮肤与皮肤的接触，让宝宝感受到母亲的心跳以及呼吸声，仿照类似子宫内的环境，让早产可以在父母亲的拥抱及关爱中成长。

二、袋鼠式护理的临床意义

1. 袋鼠式护理对宝宝的影响

（1）体温。低出生体重儿因体温中枢发育不成熟，皮肤散热迅速，产热能力差（肌肉活动少，棕色脂肪少），故常可呈低体温（小于35℃），常因寒冷而导致硬肿症的发生。KMC较暖箱常规护理而言，KMC可以维持住早产儿的体温，可以使早产儿体温很快复温。

（2）体重。低出生体重儿从母体子宫内提早出生，出生体重小于2 500 g，身体内各个脏腑功能发育不成熟，能量需求更高，通过实施袋鼠式护理，低出生体重儿就在母亲的怀抱里，降低神经紧张度，促进胃肠蠕动及生长激素分泌，并能通过患儿的鼻推压或舔乳头，促进乳汁分泌，母亲可以随时喂养患儿，使其体重得到增长。

（3）疼痛。大多数低出生体重儿一出生就要进入NICU接受治疗，在NICU住院期间，因治疗的需要会接受一些有创的医疗操作，由于低出生体重儿的特殊生理特点，不能使用麻醉药物镇痛，在进行有创医疗操作时，低出生体重儿的心率、呼吸频率会加快，血压出现升高，血氧饱和度下降等生理表现，所以，有必要去找寻一种不需要药品控制新生儿疼痛感反应的措施，袋鼠式护理配合母乳吸吮能够显著缓解新生儿的疼痛程度。

对早产儿而言，其可以感知并记忆疼痛，甚至会较正常新生儿对疼痛的感知更加敏感。在实施袋鼠式护理后，由于早产儿一直处于母亲的怀抱当中，可以听到母亲的心跳，并且会随着母亲的呼吸频率进行有节律的呼吸运动，这对早产儿的本体感受器，前庭、听觉、触觉感受器等均会产生一定程度的刺激，从而使痛觉传导得以改变。曾有学者对100例早产儿展开了静脉穿刺时疼痛的反应调查，结果显示，接受袋鼠式护理的观察组患儿，静脉穿刺时心率较对照组低，且血氧饱和度下降速度也较对照组慢。由此可以证实，袋鼠式护理可以对操作性疼痛进行缓解。

（4）神经行为。低出生体重儿出生时大脑神经中枢发育不成熟，而出生后的环境与出生前的宫内环境极不相同，而且出生后早期处于早产相关疾病的危险中，需要入住NICU病房治疗，病房中的嘈杂环境不利于脑的发育，通过实施袋鼠式护理，充分的皮肤接触，皮肤的感受会直接传送入大脑皮层，能够缓解新生儿的神经紧张，同时还能使新生儿对外界的感知更加灵敏，可改善其神经行为，促进体格发育。马盼盼等的文献显示，对早产儿实施袋鼠式护理的干预，采用前瞻性纵向研究，分别在早产儿矫正胎龄3、6、12、24个月，以及5岁和10岁时对其进行相应的生理、认知、父母心理健康以及亲子间关系进行了评估。结果表明袋鼠式护理的早产儿自主神经功能以及早产儿 6个月至 10 岁的认知发展和执行能力都优于未实施袋鼠式护理的早产儿。

（5）生命体征。实施袋鼠式护理时，会对新生儿的前庭、触觉、听觉产生良性的刺激，所有这些刺激对稳定新生儿的生命体征有着积极的作用，可减少新生儿病理生理性呼吸暂停的发生，同时可改进氧合。

2. 袋鼠式护理对早产儿母亲的影响

（1）母亲情绪的影响。袋鼠式护理有助于减轻产妇焦虑的情绪，减少产后抑郁症的发生，生理方面，实施 KMC可以分散产妇的注意力，减轻产妇会阴切口疼痛，子宫收缩，减少产后出血，刺激产妇脑垂体分泌缩宫素，建立和维持母乳喂养，提高母乳喂养成功率。已实施 KMC 的产妇母乳喂养率达到 100%。

（2）促进母乳喂养。实施袋鼠式护理的母亲们更容易进行纯母乳喂养，纯母乳喂养率更高。母乳喂养是世界卫生组织（World Health Organization，WHO）及联合国儿童基金会（United Nations International Children's Emergency Fund，UNICEF）一直倡导的最佳的科学喂养方式，国际社会早已达成共识，将保护、促进和支持母乳喂养作为妇幼保健全球化的战略。有学者选取美国 4 家医院的新生儿重症监护室观察袋鼠式护理对早产儿母乳喂养的影响，实验发现实施袋鼠式护理组的母亲更乐于进行母乳喂养。

（3）降低产后抑郁。袋鼠式护理在降低产后抑郁风险方面发挥重要作用。产后抑郁症是产妇分娩后常见的症状之一，主要表现为健忘、紧张、焦虑、易怒等。产后抑郁症是一个重大的公共健康问题，有调查发现产后抑郁症的患病率高达13.2%。实施袋鼠护理可以使催产素阻断应激反应并减少儿茶酚胺的循环，产生积极的结果，包括母亲减压和预防产后抑郁，认为袋鼠护理可以作为一种非药物干预措施来预防或减少产后抑郁症的风险。

3. 袋鼠式护理前的准备

（1）环境：选择安全、温暖、隐私、无噪声的空间。

（2）物品：柔软舒适的沙发、轻柔的音乐、软靠枕、毛毯、搁脚小凳。

（3）时间：最初可先护理30 min，若宝宝稳定可延长至1 h。

4. 袋鼠式护理的实施

KMC由4个部分组成：① 早期、持续和长期的肌肤接触（Skin to Skin Care，SSC）；② 纯母乳喂养；③ 早期出院；④ 对照护者和婴儿的足够的家庭支持。

实施袋鼠式护理的时间首次可先每日进行30 min，让早产儿和照顾者（早产儿母亲）彼此有一个适应的过程，循序渐进，若实施过程中患儿病情无变化及其他不适情况，可将实施时间延长至每日1次，每次1～2 h，再到每日2次，每次2小时，实施的时间段上午可以选在10：00～

12：00，下午选在14：00 ~ 16：00。

袋鼠式护理过程中采取纯母乳喂养，可添加额外支持，最终目标是实现纯母乳喂养。袋鼠式护理也可在出院后在家庭中实施，这意味着母亲要掌握护理手法和要点，能进行基础护理，医务人员密切随访，做到对患儿和照顾者的足够的家庭支持和心理支持。

（1）要准备一个单独的房间，尽可能保持安静，保持室内的光线较暗。过亮的光线会对患儿造成刺激，不利于宝宝休息，并配有心电监护设备及抢救设备（居家可以不配这些设备）。

（2）教会照顾者实施操作前按照七步洗手法认真洗手，每次洗手时间不要少于15 s。房间的相对湿度保持在55% ~ 65%，环境温度通常设置26 ~ 28℃，避免有通风口的地方，实施KMC过程中可播放轻音乐，有研究表明，轻音乐可使早产儿安静睡眠时间增多，哭闹的时间减少，减轻产妇的焦虑情绪。

（3）要有独立的卫生间，母亲提前如厕，饮足水，避免实施过程中被打断，沐浴后穿着棉质吸汗的开衫或是专门的袋鼠式护理服，母亲坐在有靠背的沙发上，身体保持60°的角度，减轻疲劳感，保持最佳状态迎接患儿。

（4）给早产儿测量生命体征并做好记录，彻底清除患儿呼吸道的分泌物，宝宝只穿纸尿裤，头部抬高30°，保持呼吸道的通畅，脸偏向照顾者一侧，便于观察患儿的面色和病情变化，宝宝直立或俯卧位趴在照顾者裸露的前胸，两者肌肤最大面积的直接接触。

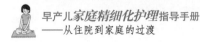
（5）照顾者可一手托住婴儿的臀部稳定性支持，一手放在婴儿肩背部安全性保护，也可用袋鼠式护理长背带将婴儿和成人裸露的躯体包裹起来，为保持婴儿舒适体位提供适当的支持，避免着凉。

5. 袋鼠式护理的注意事项

早产儿由于身体免疫功能较差，故对某些感染的抵抗力较弱，容易引起败血症等。所以，实施袋鼠式护理的母亲身体应健康，没有呼吸道方面的疾病及传染性疾病，以免传染给患儿，在实施KMC过程中，家庭人员应定时观察患儿的生命体征及全身情况，若是患儿出现呼吸急促、面色发绀、皮肤发凉等病情变化，应马上停止袋鼠式护理操作，保证患儿生命安全。KMC护理除了患儿母亲可以实施外，其他家属（例如患儿父亲）也可以参加，以便于产后患儿母亲的休息，避免过度劳累。

[扫描二维码，观看视频操作]
袋鼠式护理

第5章

早产儿喂养

早产儿从NICU回家，喂养可能是宝宝父母遇到的第一个问题，应该用什么来喂养宝宝呢？对所有宝宝来说母乳都是非常理想的食物，但对早产宝宝而言母乳更是至关重要的。因为每一位早产宝宝母亲分泌的乳汁都是为她的宝宝"量身定做"的，孕周、出生体重越小的宝宝，妈妈初乳中的抗体成分越高，以此来增加宝宝的抗病能力。而且妈妈的母乳会随着时间的推移而发生变化，来满足宝宝不同阶段的需求，所以母乳是早产宝宝喂养之首选。

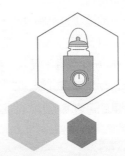

母乳喂养

母乳对早产宝宝具有双重功能，除了提供营养素以满足生长发育的需求外，还为发育中的免疫系统提供支持。但是作为营养素的来源，纯母乳仍有许多营养素含量不能满足早产宝宝的需要，需要进行营养素的强化。强化后的母乳才能满足早产宝宝生后生长发育的需要。

一、母乳喂养对早产儿近期健康的影响

母乳中的营养元素对早产宝宝的益处：早产宝宝主要生理特点是生长速度快，对蛋白质、铁、糖以及钙等的需求量较大。而早产宝宝母乳中含有丰富的优质蛋白质：乳清蛋白和酪蛋白，优质蛋白更适合于早产儿迅速生长的需要。早产宝宝的消化道黏膜发育不够成熟，通透性较大，母乳中蛋白质以乳清蛋白为主，乳清蛋白和酪蛋白的比例为6：4，有助于肠道的消化吸收，缩短胃排空的时间；母乳中的碳水化合物主要是乳糖，此外还有少量葡萄糖、半乳糖、糖胺及大量的母乳寡聚糖。乳糖在乳糖酶的作用下分解成半乳糖

和葡萄糖，为早产儿宝宝大脑的快速发育提供能量。母乳中大量的低聚糖可抑制病原体与受体的结合，具有益生元效应，促进肠道内益生菌的定植；同时母乳中含有多种抗感染因子，有促进早产儿胃肠黏膜的屏障功能等益处。母乳的成分是动态变化的，以适应宝宝的生长需求。母乳随着喂养的不同阶段、母亲的饮食、母亲的健康状况、环境的不同而发生变化。在一次的哺乳过程中，前奶水分含量更高，含有更高浓度的乳糖，来满足宝宝口渴的需要。而后奶脂肪含量更高，满足宝宝能量的需要。所以在进行乳房上亲喂时，要让宝宝把一个乳房的乳汁吸空，再吸另一个乳房，保证宝宝吃到前奶和后奶，不要限制吃奶时间。

从生物功能的角度来看，早产儿母乳中的某些成分，包括肽类、氨基酸、糖蛋白等还能促进胃肠功能的成熟，提供免疫保护。早产儿从母体中获得的抗体比足月儿的少，自身的免疫系统发育不成熟，皮肤的防御能力差，很容易受到外界致病因子的侵袭，从而容易生病。早产宝宝出生后会立即接触到大量的微生物，如母亲皮肤微生物、医院环境微生物等，但早产宝宝免疫系统发育不成熟，更容易受到感染。母乳中含有的多种抗菌物质如分泌型 IgA、乳铁蛋白、溶菌酶、低聚糖等，保护早产宝宝免受各种致病菌的感染。比如说乳铁蛋白，它具有广谱的抗菌作用，能够抑制大肠埃希菌黏附到肠黏膜细胞上，来预防腹泻。但是乳铁蛋白易受温度的影响，62.5℃下巴氏消毒 30 min 后，仅有 39% 的乳铁蛋白存留，−20℃ 保存 3 个月的母乳，乳铁蛋白含量下降 63%，所以提倡新鲜亲母母乳喂养早产宝宝。

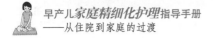
母乳中还有很多生物活性物质如表皮生长因子。表皮生长因子是一种单链多肽，能抵抗胰蛋白酶，能够耐热耐酸。它能刺激胃肠道和其他组织细胞的增殖和分化，可以促进肠道黏膜损伤的修复。母乳中的表皮生长因子水平，在产后最初几天的初乳阶段最高，成熟乳中的水平逐渐下降。有研究证实，母乳中高水平的表皮生长因子与预防新生儿坏死性小肠结肠炎等肠道疾病有关。

母乳中还含有母乳寡聚糖，其具有多种生理功能，比如促进益生菌的增殖，阻止病原菌的黏附，调节肠道上皮细胞的响应，促进免疫系统的发育及促进大脑的发育。人类的大脑发育最快的阶段是胎儿期的最后3个月和产后最初2年。2岁时大脑重量已经达到成人大脑的80%。为了满足大脑发育的需要，母乳中的多种生物活性成分如二十二碳六烯酸（DHA）和花生四烯酸（AA），促进大脑的发育。早产儿母乳中花生四烯酸（AA）是足月儿母乳的1.5倍，二十二碳六烯酸（DHA）是足月儿母乳中的2倍。它们是大脑发育所必需的脂肪酸。同时早产宝宝的母乳含有更多的胆固醇、磷脂、中链脂肪酸等物质，对早产儿大脑发育和组织的构成至关重要。WHO 2011年报告显示，母乳喂养低出生体重儿与喂养配方奶粉相比，智力（IQ）平均可提高5.2分。为了宝宝有更聪明的大脑，母乳喂养是不二选择。

二、母乳喂养对早产儿长期健康的影响

母乳喂养对于住院期间的早产宝宝相关并发症有预防

作用，同时有研究表明母乳喂养会带来远期积极的健康影响。有研究显示婴儿期的营养受限，会导致其远期高血压、糖尿病、脑卒中等一系列健康风险。母乳喂养能够减少肥胖的可能，从而减少高血压的发病。母乳喂养有助于降低婴儿成年后罹患心脏病的概率；母乳喂养可预防2型糖尿病，母乳中有长链不饱和脂肪酸，而大多数配方奶都没有。配方奶喂养可导致骨骼肌膜的长链不饱和脂肪酸减少，从而使血糖上升，导致代谢性的高胰岛素血症，长期可导致β细胞功能受损，从而导致糖尿病。母乳喂养预防儿童、青少年肥胖。目前全世界小于5岁的超重儿童越来越多，国内外研究表明母乳喂养对儿童期或成人期肥胖有积极的预防作用。母乳喂养还可以促进情感交流，母亲的抚摸、温柔的话语，使婴儿获得最大的安全感，母乳喂养比人工喂养的孩子情绪更稳定，社交恐惧、焦虑、烦躁、睡眠障碍等问题的发生率明显降低。

世界卫生组织、联合国儿童基金会向全球的母亲倡议：在生命最初的6个月，应对宝宝进行纯母乳喂养以实现最佳生长、发育和健康。之后，为满足不断发展的营养需要，宝宝应获得营养充足和安全的辅助食品。同时继续母乳喂养至2岁或2岁以上。

母乳喂养既然有这么多的好处，早产宝宝出生后，爸爸妈妈要做些什么才能够让宝宝尽早地吃到母乳呢？尤其是含有抗体成分非常高的初乳呢？首先要听取医院医护人员的建议，爸爸要为进行母乳喂养准备相应的物品，如电动双侧泵奶器（推荐）、奶瓶消毒锅、储奶瓶、奶瓶清洗剂、奶瓶刷、送奶冰包等。妈妈在可能的情况下生后6 h之内开始吸乳。研究证实，无论足月儿还是早产儿母亲第一次哺乳或吸乳开始的时间与母乳喂养持续时间及奶量密切相关。生后1 h内开始吸乳的超低出生体重儿母亲在生后一周的乳汁量是生后1 ~ 6 h时开始吸乳母亲的2倍。6 ~ 7 d的平均泌乳量能作为产后6周是否有足够奶量（定义为大于500 ml/d）的一个预测值，提示早吸乳对提高泌乳量的重要性。建议生后妈妈要尽早开始使用医用及电动双侧吸乳器吸乳，每天8 ~ 10次，夜间至少一次，妈妈还要记录吸乳日记，吸乳日记可以帮助妈妈知晓每天的泌乳量，也便于医护人员评估泌乳情况和提供针对性的建议。由于绝大部分的早产宝宝出生后即被送入新生儿病房，加上早产宝宝需要各种呼吸支持等原因，宝宝无法直接从妈妈乳房上吸吮乳汁，这就需要妈妈把乳汁泵出来，放在储奶瓶中，用专用的哺乳冰包送到新生儿病房，由护士通过鼻饲管把母乳喂给宝宝。当宝宝开始出现泌乳和吸吮等行为时，您的医护人员会帮助您学习母乳哺喂。

那么，接下来让我们看看在家中如何进行母乳的收集。

三、母乳的收集

1. 母亲的准备

母亲保证休息，避免疲劳，排除母亲有严重疾病外均可哺乳，母亲保持均衡饮食，每天摄入足量流质，避免含酒精、咖啡因的饮料，不吸烟。

2. 环境准备

保证卫生、安静、私密性，坐姿舒适、轻松，闭上双眼，深呼吸，平静休息数分钟。放一些平静、舒缓的音乐，轻轻按摩乳房，可配合看宝宝照片、视频或者闻带有宝宝气味的衣物。

3. 卫生准备

每次使用吸奶器前后，需用婴幼儿专用清洗液清洗，流动水彻底冲净后，煮沸或用奶瓶消毒锅进行消毒。吸乳器吸乳以及触碰吸乳器配件前洗清双手，用洗手液彻底清洁手部至少15 s，注意指甲周围的清洁，并使用一次性纸巾擦干，用温水湿毛巾清洁乳房（禁忌用肥皂清洁乳房），准备好储奶瓶或消毒容器。

4. 采集步骤

（1）手挤乳：如果有可能，在用手挤奶前热敷乳房，顺着乳房外侧至乳头的方向，以画圈的方式轻轻按摩乳房，手掌平展或握拳均可，一只手握住一侧乳房，手不要靠乳头太近，拇指和其余四指相对，握于乳头后方2.5 ~ 4 cm处。微微抬起乳房、轻轻地朝身体方向按压。在拇指和其余四指握住乳房朝身体方间按压的同时，轻轻地挤压拇指和其余四指。让手指放松几秒钟，然后重复上述动作。双手在乳房四周移动，按摩乳房的各个区域。使您可以从整个乳房挤出母乳。继续这一动作直到挤出的母乳量开始减少，然后换到另一侧乳，重复上述动作不断地交替按摩两侧乳房并交替挤奶，直到不再泌乳为止（图5-1）。

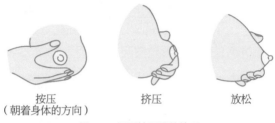

按压　　　　　　挤压　　　　　放松
（朝着身体的方向）

图5-1　用手挤母乳的技巧

（2）电动吸乳器吸乳：手挤母乳刺激泌乳反射，母乳开始流出后切换到吸乳器，启动电动吸乳器，用吸乳器漏斗覆盖乳房，从最小压力缓慢上调，保持有节律的负压吸引，一般数分钟后可见母乳流出。每次吸乳一般持续10～15 min，不能过长。吸乳结束后立即将母乳倒入无菌容器，或当采集瓶满3/4时转入无菌容器以防止母乳回流。停止吸乳时，断开吸乳器漏斗和乳房间的密闭性，关闭电动吸奶器，保持采集瓶直立，防止溢出。

5. 注意事项

（1）每天2～3 h挤乳一次，一天至少8次，夜间至少

[扫描二维码，观看视频操作]
母乳收集的正确方法

1次（催乳素水平在每天凌晨0～4时最高，此时吸乳可更好地维持泌乳量）。

（2）不推荐采集自然滴下的母乳。

（3）每次母乳采集尽量排空乳房，可通过手挤压配合吸乳器完成。采集完成做好母乳标识（包括吸奶的日期和时间）。

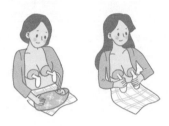

图5-2 用吸乳器吸乳

四、储存母乳

1. 储存容器

清洁、干燥、可密封、食品级容器，不要求无菌，推荐玻璃，聚丙烯塑料材料（PP瓶），在塑料瓶底有标识，不推荐钢制、聚乙烯材料。

2. 宝宝住院期间的储存温度及保质时间

（1）新鲜母乳：15～25℃，可保存4 h。

（2）冷藏母乳：冰箱冷藏室，2～4℃，可保存48～72 h，推荐48 h。

（3）冰冻母乳：−18℃以下的冷冻室内，可保存3个月（表5-1）。

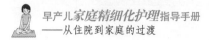
表5-1　已出院健康宝宝的母乳储存时限指南
(Academy of Breastfeeding Medicine，2010)

已恢复室温的冷藏母乳	• 1 ~ 2 h
在室温（16 ~ 29℃）下的刚挤出的新鲜母乳	• 3 ~ 4 h
冰箱冷藏室（≤4℃）中的新鲜母乳	• 72 h
在冰箱冷藏室中解冻的母乳	• 开始融化后的24 h
放有冰袋的冷藏室内的母乳	• 24 h
冰箱冷冻室（独立门）内的母乳	• 3 ~ 6个月
大型冷柜（≤-17℃）中的母乳	• 6 ~ 12个月
超过以上储存时间的母乳，请务必丢弃！	

3. 注意事项

（1）每次泵出的乳汁应单独收集在一个容器中，不可将新鲜采集母乳加入已冰冻的母乳中；因母乳冰冻后体积增大，每个容器内储存母乳不可超过容量的3/4。

（2）条件允许使用单独储存母乳的冰箱，无法做到单

[扫描二维码，观看视频操作]
母乳的运送

独储存时将母乳于冰箱内其他物品隔开，按采集时间顺序放置，不可将采集母乳置于冰箱门上的储存空间，该区域温度变化大不利于母乳有效成分保存。

五、母乳的运送

应尽快将新鲜母乳送到新生儿病房，建议使用消毒合格的一次性奶瓶收集母乳，减少倾倒过程和奶瓶消毒不够导致的污染。奶瓶上写好宝宝床号、姓名、住院号及母乳采集时间。奶瓶放入冰包保存，冰包内放置凝胶冰袋或蓝冰，保证母乳在冷链状态（<4℃），并尽快送至医院，室温下的母乳存放不能超过4 h。送母乳时要携带身份证、探视卡，务必将母乳交到工作人员手中。居家早产宝宝不存在运送环节。

六、母乳的解冻及加热

（1）母乳解冻的最佳方式：将母乳由冷冻室取出置于冰箱冷藏室；每次解冻量为预计未来24 h的需要量，使其自然融解。

（2）室温下解冻母乳有利于细菌滋生，现已不采用。

（3）母乳解冻后在冷藏室里可保存24 h，解冻后未用完母乳严禁再冰冻，母乳已解冻或部分解冻，处于半液态/半固态状态，24 h内未用完者必须丢弃。

（4）解冻后的母乳给宝宝喂哺前，置于37 ～ 40℃的温

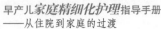
水中温热，不超过15 min，加热后摇匀母乳，水温不可过高。加热后的母乳若未吃完，即弃去，不可留置下顿再次加温使用。不推荐微波炉加温（图5-3）。

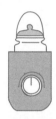

图5-3　推荐使用温奶器

七、如何喂哺宝宝（在医院和在家中）

可以采用不同的方法给宝宝喂哺挤出的母乳，您应采用适合您与宝宝需求的方法。您也可以采用这些补充喂哺手段，为母乳喂哺提供支持，直至宝宝逐渐健壮起来，能够更好地母乳喂哺为止。您和您的医护人员可以探讨每一种方法的优势和弊端，然后决定哪一种方法更安全、更适合宝宝。

（1）经鼻或口胃管喂养：鼻或口胃管是从宝宝鼻腔或口腔插入胃部，用于给宝宝喂食的饲管。

（2）小杯喂食：把装有母乳的杯子放在宝宝嘴边，让他/她可以从中吸食。吸食的节奏由宝宝自己决定，不要把母乳倒入宝宝口中。

（3）注射器、点滴管喂养：有时可用这些工具喂食少分量的母乳。

（4）乳头保护罩：一种能覆盖住乳头的特制设备，或有助于宝宝衔乳、吸吮并让宝宝安稳地趴在乳房上，乳汁会通过保护罩顶端的小孔流出。

（5）当然最好的方法是母亲亲喂，这时候宝宝获得的营养是最好的营养，也是所有哺喂方式中最优的一种。

八、非营养性吸吮（Non-nutritive sucking）

大多数宝宝都会做出非营养性吸吮的动作，来满足他们吸吮的欲望。非营养性吸吮有助于消化、协调吸吮吞咽与呼吸，也可以安抚宝宝。您可以在挤奶后，让宝宝直接在乳房上进行非营养性吸吮，您也可以咨询医护人员了解其他方法，例如，吸吮您的手指或安抚奶嘴。非营养性吸吮也是安抚宝宝的重要手段，尤其是爸爸妈妈不在宝贝的身边时。

母乳强化剂的使用

与足月儿不同，早产儿母乳中的营养物质无法满足早产儿追赶生长的需要，必须要添加母乳添加剂，而母乳添加剂是早产儿出院后回家也仍然需要添加的，所以早产儿父母还必须学会如何储存、添加母乳添加剂（图5-4）。

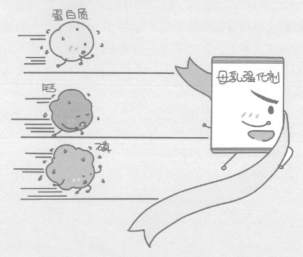

图5-4　母乳强化剂可以补充无法满足的营养物质

一、为什么要添加母乳强化剂?

虽然早产儿母乳中含有丰富蛋白质、维生素及矿物质等,但仍无法满足早产儿生长发育所需的营养物质。有学者根据喂养方式不同对160例出院后早产儿进行研究,出生胎龄均＜34周,出生体重均＜2 000 g,分为观察组和对照组各80例,两组给予相同的护理方法,观察组给予强化母乳喂养,对照组给予配方奶喂养,随访至纠正胎龄1岁,比较两组体格、发育、免疫发育及神经运动发育情况。观察组体格发育、免疫发育及神经运动发育情况均优于对照组($P＜0.05$)。说明在母乳喂养中应用母乳强化剂安全有效,从而为出院早产儿远期生长发育提供有力保障。

我国《早产/低出生体重儿喂养建议》中指出:胎龄＜34周、出生体重＜2 000 g的早产儿应首选强化母乳喂养,即将强化剂添加入母乳中喂养,切忌将强化剂加入配方奶中。母乳不能满足早产儿低出生体重儿生长所需的多种营养素的需求,生长速度较慢,钙磷含量较低,有发生早产儿骨发育不良和代谢性骨病的危险。

母乳喂养的早产儿、低出生体重儿应使用含蛋白质、矿物质和维生素的母乳强化剂,以确保满足预期的营养需求。

二、母乳强化剂的添加

1. 添加时间

当早产儿耐受了80 ~ 100 ml/kg·d的纯母乳喂养之后,

需要添加母乳强化剂。

2. 添加方法

每次喂哺前将母乳强化剂按照一定的用量要求配制，加入温热的母乳中，摇晃溶解即可进行喂养，推荐现配现用。

例如：以某品牌母乳强化剂为例：母乳20 ml，q2h，母乳强化剂100 ml+1包。首先计算母乳中需要添加多少剂量的母乳强化剂，某品牌母乳强化剂约为2 ml/包，100 ml/2 ml=20 ml/xml，计算出需要加0.4 ml母乳强化剂。将母乳强化剂倒入2 ml喂药器中取0.4 ml，加入已经温热好的母乳中，摇匀后喂养。

需要注意的是，国内市场上出售的母乳强化剂都是粉剂，如果是小包袋装的强化剂，每次在使用前需挤压包装，检查是否密封，有无漏气，如果包装漏气则不能使用。如果使用的是罐装母乳强化剂，每次洗净手后用消毒过的勺子挖取，使用后应密闭存放于阴凉干燥处，注意厂家注明的保存期限。

3. 母乳强化剂用量

极低出生体重早产儿在出院后还需要强化喂养一段时间，在出院时或随访时，医生会根据宝宝的体重增长情况，决定母乳强化剂的用量。若宝宝生长发育在生长曲线范围内，可考虑晚上直接母乳亲喂，减轻喂养负担。

4. 母乳强化剂的保存

　　未开封的母乳强化剂可以常温保存。开封后的母乳强化剂，剩余应弃去，不可留到下顿添加到母乳中。母乳内已加入母乳强化剂，必须冰箱冷藏室存放，并要求必须在24 h内使用。已经喂养的添加了母乳强化剂的母乳，应在1 h内使用完毕，未使用部分需弃去。

5. 母乳强化剂使用时间

　　考虑到每个早产儿的生长发育和营养状况都不同，需咨询医生是否停止添加。宝宝生长指标（体重、身长和头围）均达到相应胎龄生长曲线的第25百分位，可以考虑停止添加。

　　温馨提示：母乳添加剂开封后注意颜色和气味，正常是类似奶粉的颜色，无刺鼻的气味。母乳中水分充足，因此吃母乳的宝宝在6个月以前一般不必喂水。人工喂养的宝宝也不必喂较多的水，以免影响足够的奶量的摄入。为了清洁口腔，喂奶后可用棉签蘸温开水，擦拭口腔黏膜及舌苔。

[扫描二维码，观看视频操作]
母乳强化剂的添加

人工喂养

如果早产儿没有母乳亲喂，只能选择人工奶瓶喂养时，就要特别注意选择适合他们的奶瓶和奶嘴，很多早产儿无法亲喂，同时也无法人工奶瓶喂养的时候，就无限延长了管饲喂养的时间，有时候并不是宝宝自己不会吃，而是用的奶瓶奶嘴大小与足月儿的一样，这样的流速早产儿是无法控制的，故应该尽早选择适合早产儿的奶具，然后积极推进早产儿的经口喂养，锻炼其吸吮吞咽呼吸的协调。同时要严格消毒奶瓶奶嘴，防止早产儿消化道的感染。

一、奶瓶、奶嘴的选择

1. 奶瓶的选择

玻璃奶瓶除了强度不够，易碎之外，其他品质都优于塑料奶瓶。但塑料奶瓶有个最大的优点就在于其轻巧不易碎，可以让宝宝自己拿，可以出门时携带。所以，玻璃奶瓶主要还是适合小婴儿，父母在家喂养时可以用。当宝宝长大些，想自己拿奶瓶时，塑料奶瓶就要开始派上大用场了。

塑料奶瓶的材质一般有PC（聚碳酸酯），PP（聚丙烯），PESU（聚醚砜），PPSU（聚苯砜）。除了聚碳酸酯（PC）其他都不含双酚A。在对婴儿奶瓶的选购上，底色发黄PPSU无论从安全性、耐温耐水解和耐冲击等方面都是最好的。底色淡黄PESU耐水煮和冲击方面比PPSU差，PC含有双酚A（BPA环境雌激素）会引起心脏病和糖尿病，在加拿大、美国、日本和欧盟已有法律禁止PC用于婴儿食品容器。PC奶瓶目前在国内还有大量销售，有绝对的价格优势。由于广大父母对材料不太了解，常关注价格与外观。纯的PP是安全的，耐温一般80℃左右，耐温120℃以上的PP大多是改良性的，安全性会降低，冲击强度差，透明度差。PES、PP，质轻强度高，不易破碎，高度透明，性能都不错，不考虑价格因素的话，是首选。尤其材料PESU，比PP更易洗、耐用，几近于玻璃。但是PESU奶瓶价格相对较贵。选择时，爸妈可根据实际需要购买合适的材质。

2. 奶嘴的选择

奶嘴有哪些型号？奶嘴型号根据奶孔的大小不同可分为以下几种，并且适用于不同年龄大小的宝宝。

（1）圆孔小号（S号）：适合于尚不能控制奶量的早产儿用。

（2）圆孔中号（M号）：适合于2～3个月、用S号吸奶费时太长的宝宝。用此奶嘴吸奶与吸妈妈乳房所吸出的奶量及所做的吸吮运动的次数非常接近。

（3）圆孔大号（L号）：适合于用以上两种奶嘴喂奶时间太长，但量不足、体重轻的宝宝。

（4）Y字形孔：适合于可以自我控制吸奶量，边喝边玩的宝宝使用。

（5）十字形孔：适合于吸饮果汁、米粉或其他粗颗粒饮品，也可以用来吃奶。

早产儿：低体重儿的吸吮和足月儿不同，他们的口腔运动功能不成熟，欠缺吸吮—吞咽—呼吸的协调能力，需要经历从管饲喂养到初期喂养，最后实现亲喂，对他们选择的奶嘴应：

（1）乳头部分口径较小利于顺利含接；

（2）吸吮奶嘴时紧密吸附不留空隙；

（3）材质柔软便于吸出乳汁。

表5-1　奶嘴选择方法

练习吸吮奶嘴	练习吸吮奶嘴
WS-1	WS-2
软硅胶制的薄型奶嘴 体重＜2 500 g的弱吸吮力婴儿	软硅胶制的薄型奶嘴 体重2 500 ～ 3 500g的弱吸吮力婴儿

3. 奶具的清洁消毒

（1）清洗：一定要用奶瓶刷清洗奶瓶，才能洗净附着在瓶壁上的奶汁，妈妈可选择奶瓶清洗剂来清洗奶瓶，更快捷，更高效，更安全。

（2）消毒：奶瓶好比是宝宝的唯一"餐具"，喂完一次就要清洁、消毒一次。或许有些新手妈妈会偷懒，觉得奶瓶洗干净了就不用消毒了。实际上，奶瓶即使洗净，多少还会有残留的奶渍，营养丰富的奶渍最容易滋生细菌，尤其对于早产宝宝，肠道比较脆弱，导致宝宝肠道问题，因此一定要消毒！

（3）煮沸消毒法：准备一个不锈钢的煮锅，里面装满冷水。水的深度要求是能完全覆盖奶瓶，使得所有已经清洗过的喂奶用具浸没在水中。不锈钢锅，须消毒奶瓶专用，不可与其他烹调食物混用。

如果是玻璃的奶瓶可与冷水一起放入锅中，等水烧开后 5 ~ 10 min 再放入奶嘴、瓶盖等塑胶制品，盖上锅盖再煮 3 ~ 5 min 后关火，等到水稍凉后，再用消毒过的奶瓶夹取出奶嘴、瓶盖，待干了之后再套回奶瓶上备用。若是塑胶的奶瓶，则要等水烧开之后，再将奶瓶、奶嘴、奶瓶盖一起放入锅中消毒，再煮 3 ~ 5 min 即可，最后用消毒过的奶瓶夹，夹起所有的食具，并置于干净通风处，倒扣沥干。

温馨提示：

　　注意奶瓶上的耐温标示，如果不耐高温，最好使用蒸汽锅消毒。如煮沸过程中，中途加入新的消毒物件，需要在新加入物件煮沸后重新开始计时。

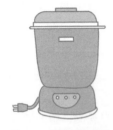

图5-5　电蒸汽消毒锅

　　（4）蒸汽锅消毒法：市面上有多种功能、品牌的电蒸汽锅（图5-5），妈妈可以依照自己的需要来选择。消毒的方式只需要遵照说明书操作，就可以达到消毒喂奶用具的目的。但需注意的是，使用蒸汽锅消毒前，仍先将所有的奶瓶、奶嘴、奶瓶盖等物品彻底清洗干净。

建议：

　　宝宝每次喝完奶后，妈妈可以先用奶瓶刷将奶瓶清洗干净，搜集放置于奶瓶架上晾干，待累积到一定的数量或消毒锅可容纳的大小，再一起进行消毒工作。所以妈妈一次必须准备很多奶瓶，才足以应付宝宝一天所需。

　　（5）若已消毒24小时后仍旧没有使用奶瓶，就需重新进行一次消毒工作，以免细菌滋生。

二、冲调配方奶

（1）冲调配方奶前的准备工作：确保所有用具（包括奶瓶、瓶盖、奶嘴、密封圈）都消过毒了。清洗并擦干您的手。

（2）冲调配方奶的8个步骤：

● 在水壶里装满新接的纯净水，烧开，然后，晾一会儿，让水略微凉一凉。最理想的水温应该在40 ~ 60℃。也就是说，沸水冷却的时间大约半小时（图5-6和图5-7）；

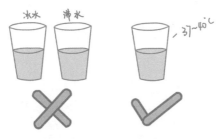

图5-6 冲奶粉不能用冰水或沸水

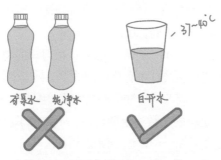

图5-7 冲奶粉不能用矿泉水或纯净水

● 阅读配方奶包装上的说明，了解水和奶粉的比例（例如：1勺奶粉加30 ml水）。倒适量的水于奶瓶中，注意，一定要先倒水，这样才能保证比例精确。如果先放奶粉，水和奶粉的比例就不对了，冲好的奶会太浓；

● 查看奶瓶里倒了多少水。将奶瓶放在桌子上，平视，这样才能看清水的高度跟奶瓶壁上的刻度是否齐平，若俯视或仰视，都不准确（图5-8）；

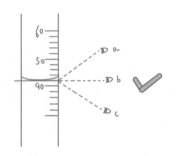

图5-8 查看奶瓶里的水的正确方法

● 在奶瓶中加入适量的奶粉。要使用奶粉包装内自配勺，因为用这个勺量取的奶粉量刚好合适。不同牌子的奶粉，勺子可能也会不同，所以不能混用；

● 量取奶粉。取一把干净的刀，用刀背把勺上的奶粉刮平。如果奶粉包装盒里有这样的抹平工具，是最好的了。不要压实奶粉，因为这样冲的奶会太浓（图5-9）；

● 加入奶粉的勺数一定要合适。不要为了让宝宝多吃一些，就随便多加一勺，这会使奶太浓；

● 把奶嘴拧紧，盖上瓶盖。充分摇匀奶液。应该水平

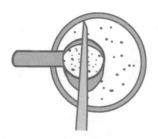

图5-9　正确量取奶粉

旋转晃动，不可使劲上下摇；

● 奶粉冲配好了，在喂宝宝之前，记得先试试配方奶
的温度哦。

鼻饲喂养

当早产宝宝由于各种原因不能完全经口喂养时，需要经鼻饲喂养来满足早产宝宝的营养需要。鼻饲喂养是经鼻腔将胃管插入并通过胃管注入奶液的喂养方式，以确保早产儿可以摄取足量的热量、蛋白质与水分。在早产宝宝的鼻饲喂养过程中一定要注意对鼻饲管的护理，在操作过程中，应严格按照操作规程进行喂养。

早产儿由于胃肠道功能发育尚不完善，尤其是早产儿吸吮及吞咽反射弱，贲门括约肌松弛，胃容量小，胃呈水平位，幽门括约肌相对发达，胃肠道动力弱，胃排空延迟，因此对喂养方式的要求比较严格。重力鼻饲是早产儿最佳的管饲途径。先用空针的针芯下压产生一定的压力，再由重力自然流入。鼻饲结束后，可以用空针抽 1～2 ml 空气，将胃管内残存的奶液打回，并把胃管末端密封，防止奶液回流。鼻饲喂养的具体步骤如下：

（1）每次喂奶前先核对胃管外管的刻度是否正确，再回抽胃液，以确保胃管在胃腔中。核对外管的刻度非常重要，胃管若有脱出会造成胃管留置偏浅，这时继续喂养会有窒息的风险。并观察有无残存的奶量，对胃残存奶量小于上次喂奶量的1/4，并为半消化奶，给予打回全量喂养；超过上次喂奶量1/4，为半消化奶，给予打回补足余量；超过上次喂奶量1/2者，应观察残存奶量的性质。如果为半消化奶液，宝宝的肚子软软的，没有张力，宝宝的精神反应也好，可以打回去，暂停喂一次，下次再观察宝宝的胃内残奶情况。如果宝宝的肚子胀鼓鼓的，摸上去有张力，宝宝精神反应也不好，或者有吐奶的现象，应该及时就医（图5-10～图5-12）；

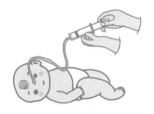

图5-10 喂奶前回抽胃液，查看是否有胃内残留奶液，以确保胃管在胃内

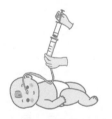

图5-11 用空针的针芯下压产生一定的压力

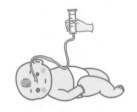

图5-12 通过重力作用，奶液自然流入

（2）如喂养过程中奶汁流通不畅时，或有部分奶汁从口腔内溢出，应立即检查胃管位置，切不可以用力将奶汁

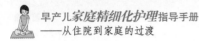

推入；

（3）鼻饲喂养时同样需要抱起宝宝，或在小床上上半身稍抬高，采取侧卧的姿势，鼻饲结束后可以给宝宝拍嗝。喂养结束后给予左侧或右侧卧位，防止吐奶；

（4）鼻饲喂养时需要进行口腔护理，可以用纱布包裹手指蘸少许温开水清洁口腔，保持口腔的清洁湿润；

（5）推荐使用42 d胃管，如发生胃管滑脱，必须去医院重新留置胃管。普通留置胃管5 d必须更换。

营养剂的添加

　　由于早产宝宝的生理特点，母乳中某些微量元素铁、锌等以及维生素D、维生素C和B族维生素的供给不能保证其需求，而这些营养素是保证早产儿智力体格发育所必需的，如不及时添加这些营养素就会造成营养素的缺乏，从而不利于早产宝宝的智力发育。早产宝宝出现钙、铁、锌等血清值低下的原因是妊娠后期是胎儿完成微量元素正常体内储备所必须经历的重要阶段，早产儿过早分娩出来使胎儿不能在妊娠后期从母体中获得足量的体内储备，从而易于缺乏。

一、补充维生素D

　　目前，婴幼儿时期维生素D广泛缺乏，即使是健康的儿童也普遍存在维生素D的轻度缺乏。早产儿是维生素D缺乏的高危人群，早产儿还容易出现骨质发育不良（osteopenia of prematurity，OOP），又称代谢性骨病（metabolic bone disease，MBD），是出生后骨矿化落后于适于胎龄的宫内骨密度，出生体重越低，其发生率越高，程度越严重，胎龄＜28周的早产儿发生率可高达30%，出生体重＜1 kg的早产儿55%存在佝偻病的特征影像改变。大部分骨矿化以及钙磷沉积发生于怀孕的最后3个月，早产儿在这一时期之前出生可致矿物质储存衰竭，加之生后维生素D及钙磷摄入不足造成的钙磷缺乏有关。长期胃肠外营养，影响骨代谢的药物，如咖啡因、利尿剂和激素以及活动减少可加重骨矿化不足。OOP可导致儿童期生长发育落后。因此，维生素D制剂及钙磷的补充对于早产儿极为重要。我国2008年公布的维生素D缺乏性佝偻病防治建议提出，高危人群（包括早产儿、低体质量儿、双胎儿）出生后即应补充维生素D 800 ～ 1 000 U/d，3个月后改为400 U/d。具体请听从医护人员的指导。

二、补充铁剂

胎龄、出生体质量、母乳喂养、有无辅食、有无铁剂补充几个方面都是引起早产儿贫血的原因。① 胎龄：早产儿贫血主要是由于缺乏造血所需的铁所致，而早产儿的铁量是由血红蛋白以及血容量决定的，而这两者与胎龄成正比关系。② 体质量：体质量与红细胞生成素有关，也就是红细胞生成素水平。红细胞生成素是红细胞生长能力的指标，体质量较轻的早产儿红细胞生成素较低，因此红细胞数量不足且活力不足，导致了早产儿的贫血。③ 进食：如上所说，造血所必需的重要元素是铁，而早产儿相比于足月儿对铁的需求量更大，因此如果母乳含铁量不足、辅食含铁量不足都会导致早产儿供铁量不足，因此导致贫血的出现。早产儿贫血的后果比较严重，要积极预防，主要预防措施是强化饮食，也就是保证铁的需求量。因此，除了母乳喂养之外，对于早产儿要强化早产儿配方奶的使用并且适时添加辅食。

三、补锌

宫内最后3个月胎儿贮存锌量为250 μg/kg每天，出生时血锌高，故足月儿极少发生缺锌，早产儿由于胎龄不足，贮锌量少，加之人乳中锌的含量不能满足早产儿生长所需，故易缺锌。同时观察早产儿是否有相关的临床表现，锌缺乏症的临床表现开始为食欲不振、厌食或拒食。常伴有味觉减退、异食癖及复发性口腔溃疡等。而后，生长迟滞或停止，身材矮小、性发育延迟。甚至有皮肤损害，其呈特征性分布，主要分布于口、肛周等处。亦可出现牙龈炎、舌炎、结膜炎等，有症状要及时就医补充锌。

四、其他维生素

母乳中维生素E、维生素C和B族维生素及叶酸的含量不足，而早产儿生长速度快，对这些维生素的需求量相对较大。故母乳不能完全满足早产儿对某些微量元素、维生素等的要求，需适当补充。

奶量的增减原则

早产儿孕周体重越小，喂养的间歇时间越短，1 500 g以下的早产儿都是2 h喂养一次，他们的胃容量很小，而且希望能够及时排空。随着生后日龄也就是出生天数的增加，他们的胃容量也在逐渐增加，所以，从2 h一次喂养逐渐过渡到3 h一次。

一、宝宝奶量增减情况（住院过程中）

病情稳定后开始经肠道喂养。出生体重2 kg以上的早产宝宝可每3小时喂养一次，初始喂养量约20 ~ 40 ml/kg每天，每日增加奶量约为30 ~ 40 ml/kg每天；出生体重2 kg以下的早宝宝，每2 h喂养一次，初始喂养量10 ~ 15 ml/kg每天，每日增加奶量10 ~ 20 ml/kg每天。足量全肠道喂养一般为150 ~ 160 ml/kg每天。胎龄小、体重低、早期病情重的宝宝，医生加奶会更加谨慎。

二、宝宝的奶量（出院后）

对于早产宝宝来说，当他们的吸吮、吞咽和呼吸三者之间发育协调，就可以自己吃奶了。但由于胃的容量小，每次喂奶量也许不像足月宝宝一样多，而且他们吃奶很容易累，常吃吃停停，休息一会儿再吃，这是很正常的现象。有的宝宝脾气急，吃奶很快，常会憋得喘不过气来。这时要让他（她）休息一会儿，喘几口气后再接着吃。所以在给早产宝宝喂奶时一定要非常细致和耐心，抱起来喂奶，尽量避免呛奶和吐奶。喂奶后可以给宝宝拍一下嗝，再让宝宝侧睡一会儿，也可以抱一会儿再让宝宝睡在床上。有些宝宝出院时医生建议需要母乳喂养以及添加母乳强化剂，那妈妈就需要把母乳挤出来，进行奶瓶喂养。晚上偶尔几次可以让宝宝锻炼从乳房上进行吸吮，逐步过渡到母乳乳房喂养。具体要听从医生的喂养建议。如果母乳乳房喂养，妈妈的奶水很多、流速很快的话常会造成呛奶，因为宝宝来不及吞咽。这时妈妈可以用手指掐住乳晕周围减慢乳汁的流速，或将前面的奶先挤出一些，再让宝宝吃。由于母乳的前奶和后奶成分不同，前奶的蛋白质多些，后奶的脂肪多些，这都是早产宝宝不可缺少的，所以要吃空一侧再吃另一侧。人工喂养时，要选择合适的奶嘴，太大会呛着，太小又费力。每次喂奶现配现吃，不要在室温下放置过久。吃奶的用具注意清洁，每天消毒。

吐　奶

早产儿吐奶是常见的一种表现，吐奶的最主要原因就是早产儿的消化系统还没有发育完善，同时胃呈水平位而且胃容量小，还有如果在早产儿存在胃食道反流的时候也会表现吐奶，可以看到早产儿的口鼻腔都有奶汁，所以对于早产儿一定注意喂养的体位，可以斜抱着喂奶，或者抬高患儿头部30°，侧卧位喂奶，不住在暖箱里面的早产儿可以竖起来拍嗝。

一、早产宝宝容易吐奶

吐奶是早产儿常见的一种表现，吐奶的最主要原因就是早产儿的消化系统还没有发育完全，同时胃呈水平位，贲门松弛，幽门肌肉发达，容易发生吐奶。

孕周体重偏大的早产儿在喂奶前较哭吵，吸入较多的气体，一旦胃里面的奶汁有点多，就会导致胃里面的奶汁返回到食管中，甚至流到嘴边，就造成了吐奶的发生。溢乳是口角有少量的乳汁，6个月左右会消失；喂养不当约占吐奶的1/4，如喂养次数过于频繁、量过多、喂奶后的错误体位、过早或过多的翻动等。

早产儿存在胃食管反流的时候也会发生吐奶，所以要注意早产儿喂养前后的体位。

二、吐奶的处理

（1）如果宝宝在喂奶过程中吐奶了，妈妈首先要做的就是停止喂养，给宝宝侧卧，轻拍背部，防止误吸，仔细观察宝宝情况，可以将上身垫得高一些，如没有其他症状发生的，休息一会儿，可继续喂养。

（2）宝宝吐奶后，作为妈妈，不要着急给宝宝补充水分，如果接着补充就会引起宝宝的再次吐奶。

（3）妈妈喂养方式的不正确，也会造成宝宝吐奶现象的发生，比如，不要让宝宝长时间吮吸空奶瓶，这样容易吸进去很多的空气！或者是刚喝了奶之后，频繁地翻动宝宝的身体位置。

（4）宝宝的胃部出现了炎症，也会在很哭吵的时候，出现刺激性的呕吐，在吐奶的同时，宝宝会伴有痛苦的表情，甚至是表现出来强烈的反抗意识，这个时候就要去医院医治了。

（5）宝宝如果有胃食管反流，注意观察其严重程度，可以采用抬高头位或者俯卧位（有人监护下）、左侧卧位等方法看是否有缓解，如果严重的话需要就医。

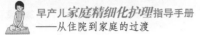

　　要合理安排喂奶时间，一般早产儿的喂奶量经过2.5～3 h的消化，就基本上消化完毕。两次喂奶时间的建议间隔是2～3 h，具体请听从医护人员的出院及随访指导。

呛　奶

　　早产宝宝之所以容易发生呛奶现象，主要是因为其消化道的特殊结构，再加上神经系统的发育不是很完善，容易发生咳嗽等现象，从而在吸气时奶汁进入气管后不能马上就咳出，导致气道发生机械性的堵塞而造成窒息缺氧，情况严重的话还会发生早产宝宝的猝死、窒息等。

一、呛奶的处理方法

　　呛奶是婴儿，特别是早产儿的常见现象。如果宝宝不小心呛奶，最好先观察宝宝的呼吸，看有无任何异常，如，声音变调微弱、吸气困难、严重凹胸等，如有立即送医院。如果宝宝哭声洪亮、中气十足、脸色红润，则表示无大碍。

　　轻微的溢奶、吐奶，宝宝自己会调适呼吸及吞咽动作，不会吸入气管，只要密切观察宝宝的呼吸状况及肤色即可。如果大量吐奶——首先，应迅速将宝宝脸侧向一边，以免吐出物向后流入咽喉及气管；然后，把手帕缠住手指伸入口腔中，甚至咽喉，将吐、溢出的奶水快速清理出来，以

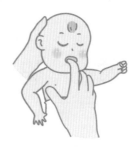

图5-13　呛奶的处理方法

保持呼吸道顺畅；最后，用小棉签清理鼻孔（图5-13）。

二、及时处理严重呛奶

严重状态：如果宝宝憋气不呼吸或脸色变暗时，表示吐出物可能已进入气管了。应将宝宝俯卧在大人膝上或床上，用力拍打背部四五次，使其能咳出（图5-14）。

如果仍无效，马上夹或捏刺激脚底，宝宝会因疼痛而哭，加大呼吸，此时最重要的是让他吸氧入肺，而不是在

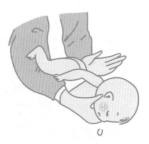

图5-14　及时处理呛奶

浪费时间想如何把异物取出。在以上过程中，应同时将宝宝送往医院检查。

如果呛奶后宝宝呼吸很顺畅，最好还是想办法让他再用力哭一下，以观察哭时的吸氧及吐气动作，看有无异常。如声音变调微弱、吸气困难、严重凹胸等，应立即送医院。如果宝宝哭声洪亮，中气十足、脸色红润，则表示无大碍。

对常吐奶的宝宝，父母应加强观察，并适当抬高床头，让宝宝侧卧。哺乳或喂奶时，都应让头部略高，喂完奶后，再把宝宝抱立起来，轻拍后背，直到打嗝后再放回床上。夜间应定期观察宝宝，是否发生吐奶，呼吸与睡姿如何等。另外，妈妈在给宝宝喂奶时，应防止奶头堵住宝宝的口、鼻，导致窒息。

[扫描二维码，观看视频操作]
呛奶的处理方法

帮早产宝宝打嗝

早产儿以腹式呼吸为主，膈肌是早产儿呼吸肌的一部分。当宝宝吃奶过快或吸入冷空气时，都会使自主神经受到刺激，从而使膈肌发生突然收缩，引起迅速吸气并发出"嗝"的一声，当有节律地发出此种声音时，就是所谓的打嗝了。早产儿打嗝要特别注意，必须要细心呵护才行。

一、打嗝的处理方法

治疗宝宝打嗝比较快速的方法是将宝宝抱起，轻拍其背，喂点温开水，然后用手刺激宝宝足底（可稍微捏一下，不要太用力）使其啼哭，终止膈肌的突然收缩。等宝宝哭了几声后，打嗝即会自然消失（图5-15）。

如果宝宝只是轻微的打嗝，可用指尖在他的唇边或耳边轻轻地挠痒，唇边的神经比较敏感，挠痒可以使其神经放松，打嗝也就消失了。注意挠痒时指甲不要太长，以免划伤宝宝娇嫩的肌肤。

如果宝宝打嗝时闻到不消化的酸腐异味，说明宝宝消

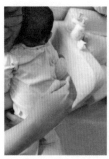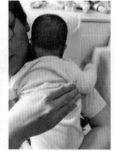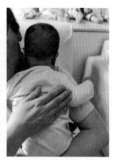

图5-15　轻拍背部是治疗宝宝打嗝比较快速的方法

化不好，所以容易引发打嗝。可轻柔按摩其腹部，帮助肠蠕动，有助于消化通气，宝宝消化正常了，体内通气了，打嗝就会自然停止。

如果平时宝宝没有其他疾病而突然打嗝，嗝声高亢有力而连续，很可能是宝宝受凉了，注意室内温度，及时添加衣物，宝宝睡觉时要盖好被子，冬季适当的空调暖气，慢慢地打嗝就会消失。

（图片提供：袁皓）

二、安抚打嗝的宝宝

早产儿打嗝时，为了避免宝宝产生急躁情绪，可以多拿些好玩的玩具哄哄他（她）或播放一些轻柔的音乐转移其注意力，这样能逐渐减少打嗝的频率，慢慢打嗝会消失。

早产宝宝出院后的辅食添加

早产宝宝矫正月龄4～6个月后除了吃母乳或配方奶以外，还需要进食各种营养丰富的辅食，来摄取生长和发育所需的营养。

一、早产宝宝不一定在6个月后添加辅食

早产宝宝添加辅食的时间跟足月儿不同，早产宝宝并不需要在生后6个月开始加辅食，可以根据宝宝的孕周体重以及喂养的情况来决定辅食添加的时机问题，如果孕周、体重很小的早产儿，可能生后6个月仍然住在NICU，生长发育会相对落后，可以在出院后仍然以添加母乳添加剂的母乳为主或者配方奶为主进行喂养，当婴儿若干时间后生长发育到看大人吃饭有吃的欲望的时候可以考虑添加辅食。总之，早产儿并不急于添加辅食，但是如果有条件添加辅食的话，进食一些糊状的食物对早产宝宝也是有很多好处的。

（1）进食固体食物有助于宝宝发展咀嚼能力。

（2）尝试多种类型、质感、味道的食物有助宝宝适应多样化的食物，逐步习惯成人的饮食。

（3）早点接触各种食物，增加对食物的经验，有助减少偏食的问题。

过早加入固体食物容易引致食物过敏，早产儿家长不要急于给宝宝吃奶以外的食物，要根据早产宝宝的消化系统的耐受性来考虑添加。

二、给早产宝宝添加辅食有哪些好处呢？

早产宝宝回家一段时间后，如果对辅食有兴趣了，那么添加辅食还是很重要的。除了得到食物的营养外，他们也在学习新的技能：锻炼宝宝咀嚼能力、吞咽等口腔肌肉能力。宝宝开始学习接受不同味道，尝试新口味能让宝宝认识食物的味道，引起宝宝对食物的兴趣。发展自己进食的技能，逐步掌握运用合适的餐具，如，调羹、杯子，最终是让宝宝学会自己进食。同时通过喂食期间的互动，可促进亲子关系，让您与宝宝共同享受愉快的亲子时光。

家长要为宝宝树立好榜样：宝宝所吃的食物都由家长选择，为了宝宝的健康着想，家长应避免根据自己的饮食偏好来为宝宝选择食物造成偏食，避免在宝宝面前批评食物，家长应均衡饮食，少吃零食，宝宝也会跟从父母养成良好的饮食习惯。

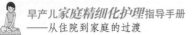

三、怎样知道早产宝宝已准备好进食固体食物?

当早产宝宝有以下的表现,便可尝试进食固体食物:

(1)靠椅背坐起来;

(2)能抬起头部;

(3)能伸手抓物品;

(4)对食物感兴趣,表现出十分想吃的样子;

(5)看见勺便张嘴;

(6)把勺放进宝宝的口里时,嘴唇能合起,含着勺子;

(7)能闭上嘴巴吞咽食物。

每个宝宝发展的步伐快慢各有不同,但将近6个月大时,大部分宝宝都会有这些行为。若宝宝已7个月大还未有这些表现,家长应请教医护人员。

开始给宝宝尝试固体食物的重点:

(1)在喂奶前30分钟,给宝宝尝试固体食物;

(2)起初宝宝进食的分量会较少,只是一两汤勺,随着宝宝适应的进度来增加分量;

(3)合适的食物:铁质丰富的食物,如蛋黄、水果蓉、瓜菜蓉、婴儿米粉等;

(4)当宝宝适应吃幼滑的糊后,便要尝试吃质感较稠的食物;

(5)可按宝宝的需要,给他喝水。

四、刚开始时早产宝宝可以吃什么?

(1)宝宝需要铁质丰富的食物,家长可从家人的食材中，选用容易制成糊蓉的食物。

（2）谷物类：粥糊、婴儿米糊、婴儿麦糊。

（3）较容易磨烂成蓉的瓜菜：南瓜、苋菜、菠菜、红薯。

（4）较熟和软的水果：香蕉、梨、桃、苹果、木瓜。

（5）肉、鱼、蛋：肉、蛋黄、鱼、猪或鸡肝。

（6）加入食物没有特定的先后次序。

（7）家长先让宝宝尝试加铁的米糊或米粥三四天，然后在米糊中加入肉蓉、蔬菜蓉或水果蓉；亦可让宝宝单独吃这些食物蓉。

（8）早些尝试蔬菜和水果的天然味道，能令宝宝容易接受不同种类的蔬果。

五、铁质丰富的食物包括哪些?

（1）蛋黄、深绿色的蔬菜叶、猪或鸡肝、豆腐、豆蓉、鱼等含铁质丰富，又容易压成蓉状，可让宝宝及早尝试。

（2）例如混合一两茶匙的蛋黄和少量的奶，便可制成为蛋黄糊。

（3）也可在米粥或米糊中，加入这些食物。

六、如何制作早产宝宝的食物?

家长可用研磨板、滤网、搅拌机等制作幼而滑的糊状食物给宝宝吃（表5-2）：

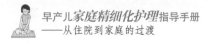
表5-2　早产宝宝食物的制作

食　物	制　作　方　法
菜叶	先把菜叶切碎煮熟，用磨棒或汤匙在滤网面下过滤
瓜类、胡萝卜	先把瓜、红萝卜煮软，以刨丝器或磨板磨成蓉，或可用滤网压下过滤
水果	用调羹刮蓉，如颗粒较粗，可用滤网过滤
煮熟的蛋黄	用勺把蛋黄压碎，加入少量温水或奶调成糊状

第6章

早产儿出院后的特殊护理

NICU中有部分早产儿因疾病等原因，出院前仍然处于治疗与观察中。考虑到疾病的稳定性、持久性，继续住在NICU中并没有必要，家庭对早产儿成长非常重要，可请父母参与到早产儿的照护中来，鼓励对部分长期慢性疾病的早产儿开展家庭特殊照护。出院前根据早产儿个体化需求，向照顾者开展护理指导，既满足早产儿的父母情感支持，又促进早产儿的神经系统发育，提高早产儿的生存质量。

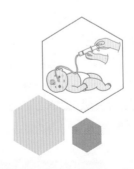

造口护理

如果宝宝因为NEC或者肠闭锁等疾病需要外科手术治疗，手术后留有肠造口，那么您就需要了解什么是肠造口，如何护理肠造口，如何更换造瘘袋，这些照护并不难。但是您要勤于练习，多动脑筋。如果起初您的动作不够熟练，也可以来看肠造口门诊。但是希望您能够在宝宝住院期间就学会哦！

一、肠造口的作用

早产儿肠造口是为挽救早产儿生命而暂时或永久性将小肠或结肠提至腹壁作为肠内容物出口的技术（图6-1）。它保护远端肠道损伤修复或吻合口愈合；使远端肠道得到休息，促进肠炎性疾病的痊愈。早产儿体积小，故多采用一件式造口袋，方便护理。有些宝宝有2个或者2个以上造口。一个造口排出粪便和气体，叫作近端造口；另一个造口排出肠液，没有粪便排出，叫作远端造口。远端造口与部分肠道连接，直到肛门。从肛门排出肠液也是正常的。

可以选择底盘稍大的造口袋，将远端造口与近端造口同时覆盖在一个造口袋内。分离造口距离较远时，可以选择底盘较小的造口袋，将近端造口粘贴入造口袋，远端造口裸露在外面。

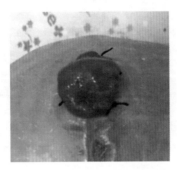

图6-1　早产儿肠造口

（图片提供：袁皓）

二、更换造瘘袋流程

（1）首先室温要控制在28 ~ 30℃，更换过程中注意保暖。

（2）需要两位家庭成员互相配合。一位将宝宝平躺在床上，暴露造口部位，造口侧身下垫一块尿布，另一位协助压住宝宝双手和膝盖。保持宝宝安静，或给予安慰奶嘴进行安抚。

（3）从上而下剥离底盘，观察大便的色、质、量。宝宝排便多为黄色稀糊状，注意大便的性质和量，防止患儿发生腹泻、脱水。

（4）用湿巾纸自外而内环形清洁造口周围皮肤，取1～2根干净的棉签轻轻按住造口，避免便液溢出污染周围皮肤；清洁后观察造口有无回缩、出血，造口黏膜颜色是否正常，皮肤有无皮炎。造口周围皮肤、黏膜出现异常时及时就医（图6-2～图6-5）。

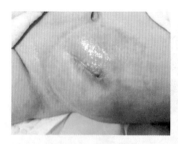

图6-2 造口回缩

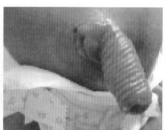

图6-3 造口脱垂

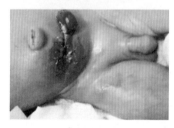

图6-4 造口皮炎

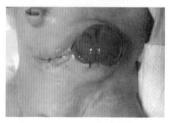

图6-5 造口旁疝

（5）评估之后在造口周围撒适量的造口粉，用干棉签将粉涂抹均匀，并扫去多余的造口粉。

（6）在造口周围喷皮肤保护膜，喷的时候注意遮挡造口（图6-6）。喷完后要等保护膜完全干了才能涂抹防漏膏（图6-7）。若周围皮肤出现皮炎，可以重复以上两个步骤。

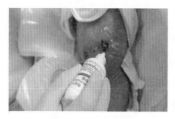

图6-6 喷皮肤保护膜

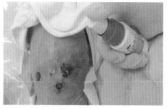

图6-7 涂抹防漏膏

（7）在等待保护膜干的时候，可以先测量造口大小（图6-8），在造口袋底盘使用干净的剪刀裁剪中心孔（图6-9），保持造口底盘与造口黏膜之间的空隙1～2 mm，并用手指将造口底盘裁剪孔边缘磨平滑（图6-10），放在一旁备用。

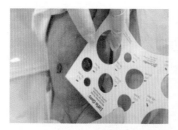

图6-8 测量

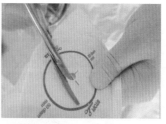

图6-9 裁剪

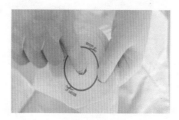

图6-10 磨平滑

（8）保护膜干之后，挤出适量（过多的防漏膏反而容易使造瘘袋松脱）的防漏膏，均匀涂抹在造口周围（图6-11），正好围住造口即可（图6-12），再将准备好的造瘘袋背面的贴纸撕下，对准造口，自下而上粘贴，用手指来回旋转轻压造口内侧底盘，反复几次，再使用空心手掌轻压外侧底盘3～5分钟，直至粘贴稳固。

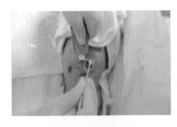
图6-11　涂防漏膏

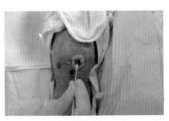
图6-12　正好围住造口

（9）放入少许空气，可避免袋子和防漏膏粘连，使得造口排泄物吸附于造口底盘开口处，用造口袋夹扣在造口袋尾端（图6-13）。

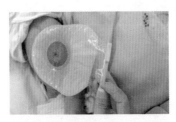
图6-13　用造口袋夹扣在造口袋尾端

（10）最后将宝宝衣服整理一下，用物清理整齐。换下的造瘘袋可包裹在垫于身下的尿布中一起丢弃。

（11）造口袋一般3天更换，但是早产宝宝皮肤角质层较薄，减少更换造口袋的次数，可避免皮肤损伤。

（图片提供：袁皓）

三、居家护理及指导

1. 沐浴

宝宝的手术切口愈合后便可以沐浴。造口本身是肠的一部分，无痛觉，沐浴对造口不会有影响。佩戴造口袋时或撕除造口袋露出造口时均可以进行沐浴。沐浴时可以使用沐浴露但不宜使用沐浴油，以免影响造口底盘的粘贴。同时，造口周围皮肤不宜使用爽身粉。

2. 饮食

母乳喂养对宝宝的生长发育及成长非常重要。小肠造口宝宝的饮食最好在外科医生或营养师的指导下选择并补充电解质，进食宜少量多餐；短肠综合征的宝宝可能需要持续输注肠外营养；回肠造口的宝宝应多喝水。父母居家照护时要随时为宝宝预备补充电解质的饮品，以备不时之需。

3. 衣服

宝宝的尿片不可将造口袋包得过紧，可以用腹带包裹腹部，建议穿着连体衣服。应避免裤子腰带压迫造口。

[扫描二维码，观看视频操作]
更换造瘘袋流程

各类出院带药的喂服方法

给宝宝居家喂药要注意根据药物的剂型进行量取药物剂量，剂量准确非常重要，严格遵医嘱用药是保证早产儿安全的重要内容，要按时、按量进行喂服。

一、药剂种类

1. 片剂

像切苹果一样分割，1/2量（图6-14）、1/4量（图6-15），若需要其他的剂量，可以依次类推进行分割，若需要分割的剂量超过1/8片时，建议用温开水将片剂全部溶解，再取溶解后的溶解剂量的相应几分之一。

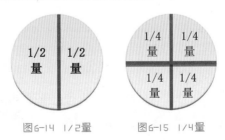

图6-14 1/2量　　图6-15 1/4量

2. 滴剂

滴管上有刻度，按药物说明或医嘱指导取用相应的剂量。

3. 油剂

一般都是一粒，直接挤入嘴边喂养。如果不是一粒需要遵医嘱取用相应剂量。如果是用剪刀剪开药丸，需要使用专用的清洁干净的剪刀（图6-16）。

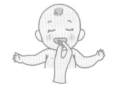

图6-16 油剂使用方法

二、给早产宝宝喂药的方法

1. 奶瓶喂药

把药水或将药粉溶于温开水，倒入奶瓶，让宝宝像吸奶一样服药。也有人不建议使用奶瓶，担心小儿对奶瓶产生混淆。也可将少量药粉直接放入小儿口中，再用少许温开水送服。对于有些早产宝宝还在用管饲喂养的，直接将药从胃管流入胃中。有些早产宝宝虽然不用管饲，但是也不会服用药物，那可以用市面上专门的喂药器进行喂药，

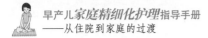
专门的喂药器前端是奶嘴，宝宝可以是吸吮奶嘴进行吃药。

2. 小勺喂药

可以把丸、片剂研成粉状，用温开水调成稀糊状，把宝宝抱在怀里半仰卧或者头抬起30°，右手持小勺取药慢慢喂下，待宝宝将药吞咽后，再继续喂水。但是要注意将药喂在宝宝舌头上方，避免呛到宝宝。

一般服药时间与吃奶时间错开，药物不能加入奶中一起喂，因为两者混合后可能出现凝结现象，可能降低药物疗效。

胃 管 护 理

胃管常规每5天更换一次，若出现滑脱，需及时来院更换，不可自己插入。<3月龄急诊就诊，≥3月龄门诊就诊。也有42天胃管可以42天才更换的。

胃管的护理可能是早产宝宝父母比较头痛的事情，有些早产宝宝可能出院的时候仍然需要使用胃管来进行喂养，那么早产宝宝的父母应该做好以下工作：

一、做好口腔护理

给宝宝每日做至少两次口腔护理，预防口腔感染。做口腔护理的方法是使用生理盐水棉签对宝宝的颊黏膜、牙龈、舌头、上腭进行轻轻擦拭，保持清洁，不要深入到宝宝口腔内很深的地方，会引发宝宝的呕吐或呛咳。如果家中没有生理盐水，可以用温开水。一般不要在喂养后马上进行。

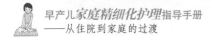
二、证实胃管是在宝宝胃里面

每次鼻饲前均需证实胃管在胃内，方可注入奶汁，以防将奶液注入气道发生意外。可用下列方法之一证实：

（1）接注射器抽吸，有胃液被抽出；

（2）将胃管末端放入盛水的碗内，无气体逸出；

（3）如果家中备有听诊器，可以在胃管末端用空针打2 ml空气，听诊胃部是否有气过水声（胃部是在左上腹）。

三、抽胃潴留

每次鼻饲前都回抽胃潴留，即用空针连接在胃管上，轻轻回抽，看看能抽出多少没有消化或者已经消化了但还没有排空的奶汁，抽出来的胃潴留量＜1/4顿奶量，可忽略不计，认为没有潴留，可以把新的这顿奶全部喂给宝宝，1/4顿奶量＜潴留量＜1/2顿奶量时，只补足到一顿的奶量（例如一顿吃30 ml，抽出来潴留12 ml，那么把这12 ml还回宝宝胃内，然后再补喂18 ml即可），潴留量＞1/2顿奶量时，那么把潴留还回宝宝胃内（如果潴留的奶含有咖啡色或者绿色物质就只能弃去），这顿的奶就不喂了，也就是说停一顿奶；如果宝宝腹胀明显，潴留物呈绿色或咖啡色时需暂停鼻饲，及时来院就诊。观察大便形状，糊状或水状大便提示喂养不耐受。

四、鼻饲喂奶

奶液于喂养前15 ~ 30 min加热后使用（不能太早进行加热，会影响奶质），水的温度要适宜，温好的奶既不能过冷也不能过热，38 ~ 40℃为宜。宝宝取半卧位，或将宝宝头抬起30°。鼻饲时将空针撤去针栓，空针筒接胃管接口，将奶液倒入，悬于宝宝头上方10 ~ 15 cm高处，以自然引力缓慢流入；最后用少量空气将管道内余量奶液全部推送入胃内，并封闭胃管。抱一会儿宝宝，给予拍拍后背，然后可以给宝宝侧卧位，同时观察患儿有无呛咳、呕吐（图6-17）。

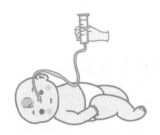

图6-17　鼻饲喂奶

吸痰以及雾化护理

有些早产宝宝后期可能会有各种肺部问题，而回家后需要继续吸痰，吸痰前还可能需要雾化吸入配合，这可能对于父母来说非常难，一方面是吸痰这样的技术本身有难度，另一方面是父母看到宝宝吸痰过程中经历的痛苦可能会很难过。但是这是照护宝宝很重要的一项措施。

一、评估宝宝肺部情况

首先，父母在照护宝宝的过程中要积累经验，要学会观察宝宝有没有痰液，可以听宝宝喉咙有没有"呼噜呼噜"的声音，也可以用手放在宝宝的前胸上感觉一下有没有痰液随着呼吸震颤，如果家中备有听诊器，可以用听诊器听诊一下宝宝前胸两侧以及后背的两侧有没有呼哧呼哧的声音，也就是呼吸音不是很清楚，伴随着其他的噪声。可能是宝宝有痰了。宝宝有痰之后呼吸会比较费力，没有之前轻松，还有鼻翼可能会扇动，前胸可能会有吸凹，这些都是帮助父母判断早产儿肺部情况的方法。

二、吸痰的步骤

（1）备好所有的吸痰用物，包括吸痰机，必要时候备好氧气，备好吸痰管、冷开水（或者生理盐水），纸巾等；

（2）打开电源，确保吸引器连接正确、导管通畅。调节负压后关闭电源，负压选择：早产儿0.01 ~ 0.03 MPa，足月儿0.02 ~ 0.04 MPa。

（3）取舒适体位，宝宝头转向操作者。戴手套，取出吸痰管，保持无菌，连接吸痰管，启动马达→试吸→阻断负压→插入鼻腔或口腔→有反射性咳嗽出现，即向上提同时放开负压→将吸痰管螺旋式向上提出，吸尽痰液，时间＜15 s。先吸口腔再吸鼻腔，注意更换吸痰管，吸痰过程中观察宝宝呼吸情况是否改善，注意观察吸出物的性状、量及颜色，若宝宝呼吸、面色、唇色有改变，变得发绀或者苍白，应立即停止操作（图6-18和图6-19）。

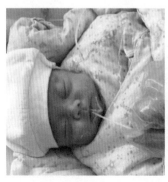
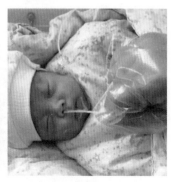

图6-18　口腔吸痰　　　　　图6-19　鼻腔吸痰

4. 吸引后，抽吸生理盐水或者冷开水清洗吸引管道。丢弃手套、吸痰管入垃圾袋。一根吸痰管只能使用一次。

在给宝宝吸痰的时候，宝宝的表现可能让父母非常难过，这时候一定要注意，稳定好自己的情绪，清除痰液对宝宝很重要，不然宝宝会憋气，更难受，另外也要注意一个人吸痰，另一个人要负责安抚宝宝，或者一个人抱着宝宝，一个人进行操作。操作的时候注意动作轻揉，不要太粗鲁。

（图片提供：袁皓）

三、评估吸痰效果及痰液性状

如果宝宝痰液黏稠不易吸出，可轻轻扣背，通过振动，促进痰液排出。叩击应在喂养或吸痰前30 ～ 45 min改变体位后进行，持续时间不超过10 min。将手的五指并拢，手指关节微屈，掌呈凹式，指腹与大小鱼际肌着落，利用腕关节用力、有节律叩击宝宝背部。叩击顺序均为：由下至上，由外向内，叩击宝宝背部，避开背部的脊柱、骨突部位及双肾区，单手操作，叩击时用力适度，以皮肤不发红为宜，频率为100 ～ 120次/min，每次叩击手可适当提高2.5 ～ 5.0 cm，每次叩击1 ～ 2 min，持续时间不超过5 min。叩击时注意观察宝宝生命体征、血氧饱和度，若出现呼吸困难加重或呼吸暂停、发绀、心动过缓、经皮血氧饱和度下降至85%以下，应立即停止操作，待患儿面色好转，血氧饱和度恢复正常后，再继续操作。吸痰后，给宝宝清洁面部，安置舒适体位。

四、雾化吸入的方法和护理

（1）购买雾化机的妈妈应仔细阅读说明书后再使用（图6-20）；

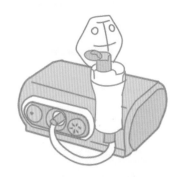

图6-20　雾化机

（2）连接雾化器和皮条，另一端与机器连接；

（3）根据医嘱抽取药液，注入雾化罐内；

（4）将患儿抱正，面罩需将宝宝口鼻罩住，并用松紧带固定；

（5）打开开关进行雾化，吸入时间为10 ~ 15 min；

（6）吸入过程中，注意观察宝宝的呼吸；

（7）雾化结束后给宝宝清洁面部，清除残留在面部的药物。

注意事项：

◇ 喂奶后30分钟内避免雾化治疗，以免引起呛咳和窒息；

◇ 雾化过程中观察宝宝面色、呼吸情况。尽量使宝宝保持安静，哭闹剧烈时应先暂停雾化，安抚情绪后继续雾化；

◇ 雾化器用流动水冲洗干净，晾干备用。

吸氧以及血氧饱和度监测护理

　　有些早产宝宝后期可能会有慢性肺病，而需要回家后继续一段时间的氧疗，有的时候还可能需要继续很长一段时间的氧疗，那么应该怎么给宝宝吸氧呢，最好从宝宝住院期间父母就开始学习，这样回家后这些操作都会很熟练。而且，吸氧的同时还需要监测宝宝的血氧饱和度，我们并不希望父母依赖血氧饱和度仪来判断宝宝的情况，但是可以用作参考。

一、早产宝宝吸氧流程

　　（1）用干棉签蘸冷开水后清洁鼻腔，用手电筒检查鼻孔有无异样；

　　（2）连接鼻氧管，调节流量，查看氧气流出是否通畅，

[扫描二维码，观看视频操作]
早产宝宝吸氧流程

方法如下：

● 放入冷开水中，看有无气泡溢出；
● 将管口靠近手腕内侧，感觉有无气流冲出。

（3）鼻导管吸氧流量控制在2 L/min以下，减少对鼻黏膜的损伤；

（4）冷开水湿润鼻氧管的前端，将鼻氧管插入鼻腔，深度为1 ~ 2 cm；

（5）将鼻氧管从耳后绕至下颌处固定，可用安全型别针固定于床单上，留出活动余地并保持导管通畅；

（6）吸氧期间，注意观察宝宝面色和呼吸情况，如有气促、面色发绀等吸氧不能缓解的症状，应及时就医。

二、制氧机使用注意事项

（1）购买制氧机的妈妈应仔细阅读说明书后再使用（图6-21）。

（2）使用制氧机时要避开明火，避免发生火灾。

（3）制氧机要放置平稳，否则会增加制氧机运转的噪声。

（4）湿化瓶中的水位不宜太高（水位以瓶体的一半为宜），否则瓶中的水易逸出或进入吸氧管。

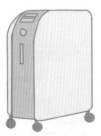

图6-21 制氧机

（5）制氧机较长时间不用时，请切断电源，倒掉湿化瓶中的水，制氧机表面擦拭干净，用塑料罩罩好，置无阳光照射的干燥处保存。

（6）制氧机开启工作时，切勿使流量计浮球置于零位上。

（7）用制氧机灌装氧气袋时要特别注意，氧气袋灌满后一定要先拔掉氧气袋插管后，再关闭制氧机开关，否则易造成湿化瓶的水负压反吸进入制氧机，造成制氧机故障。

（8）在运输和存放过程中，严禁横放、倒置、潮湿或阳光直射。

三、血氧饱和度监测仪护理和观察

（1）购买监护仪的妈妈应仔细阅读说明书后再使用（图6-22）。

（2）每4小时更换SPO$_2$探头，防止灼伤及压疮，缠绕时不能过紧，一旦发现探头包裹电线部分损坏或者外露，不得继续使用（图6-23）。

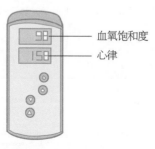

图6-22　监护仪

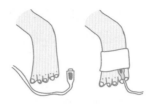

图6-23　正确使用监护仪

（3）避免导联线被压在宝宝身体下，避免皮肤压伤。

（4）根据早产宝宝的实际情况，科学设置报警范围并及时调整（表6-1）：

表6-1　监护仪报警范围

年　龄	心率（次/分）		呼吸（次/分）	
	正常范围	设置报警范围（正常范围±20%）	正常范围	设置报警范围（正常范围±20%）
新生儿	120～140	100～200	40～50	40～60
1岁	110～130	90～160	30～40	25～50
2～3岁	100～120	80～140	25～30	20～35
4～7岁	80～100	60～120	20～25	16～30
8～14岁	70～90	50～110	18～20	15～25

［扫描二维码，观看视频操作］
血氧饱和度监测仪护理和观察

早产宝宝包皮环切护理

需要包皮环切的早产宝宝父母需要关注伤口的护理，同时要会观察、预防感染。

一、割礼后男宝宝的阴茎

（1）阴茎的尖端会是暗红色的，并且覆盖着纱布敷料。

（2）敷料上的血块和（或）少量出血通常是正常的。

（3）在接下来的四到五天里，随着阴茎的愈合，皮肤的颜色会变浅直到正常的颜色。

二、需要注意的事情

（1）如果纱布上有一个大于一元硬币的出血区域，用手指按压纱布一到两分钟。如果出血持续，请及时就诊。

（2）如果您注意到厚厚的黄色或绿色分泌物，或来自伤口处的恶臭，请及时就诊。

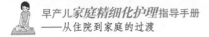
三、更换宝宝的尿布和照护伤口

（1）准备好以下材料：尿布、清洁、无菌纱布（约5～8 cm）、复方多黏菌素B软膏、毛巾和温水。除了复方多黏菌素B软膏，不要使用粉状洗剂或乳膏；

（2）在纱布中心涂抹复方多黏菌素B软膏；

（3）换掉脏尿布；

（4）用湿布擦拭婴儿的生殖器（但不是伤口），在伤口痊愈之前，不要用肥皂或婴儿湿巾擦拭，因为有的湿巾里含有酒精成分；

（5）当伤口清洁干燥时，将复方多黏菌素B软膏敷在阴茎顶端，复方多黏菌素B软膏可加快愈合时间，保护伤口不受尿液影响；

（6）给婴儿换上新的尿布；

（7）用这种方法更换尿布，每次使用软膏，持续5～7天，直到阴茎愈合。

慢性肺病宝宝的观察和护理

肺支气管发育不良（*Bronchopulmonary Dysplasia*，*BPD*）是一种肺部疾病，发生于早产的婴儿，他们通常都有呼吸的问题。出生时早产儿越小，发生 *BPD* 的概率越高。在美国 1993～2006 年的调查，每年 *BPD* 的发生率为 3.3%。目前，随着我国早产儿也越来越多，小早产儿的救治成功率越来越高，发生 *BPD* 的宝宝也越来越多。

一、为何会发生肺支气管发育不良？

有些早产儿会发生 BPD 主要是与早产儿肺发育不成熟有关，在 1995 年 Epicure 调查发现 308 名孕周小于 25 周出生的婴儿随访到 6 岁，74% 的宝宝在纠正胎龄 36 周的时候仍然需要氧气，36% 的宝宝出院时还需要氧气，一直用到两个半月的时候。引起 BPD 的其他原因可能是为了救治宝宝，为了挽救宝宝的生命而进行的一些措施引起了肺部的损伤。BPD 的原因可能包括以下方面：

（1）早产儿和不成熟的肺；

（2）出生后早期应用的高浓度的氧气；

（3）呼吸机的应用；

（4）感染。

早产儿的肺部组织非常柔嫩，非常脆弱，非常容易损伤，甚至瘢痕形成。BPD的宝宝，肺组织受损，通气受到影响，发育异常，难以呼吸。这些瘢痕使呼吸更加困难。

二、如何知道宝宝是否是BPD？

询问您宝宝的主治医师宝宝是否患有BPD。如果在宝宝1到2个月的时候仍存在以下问题，那么通常会怀疑存在BPD：

（1）在1个月大的时候或者预产期前1个月仍然需要吸氧；

（2）胸部X线显示肺部损伤；

（3）呼吸存在问题，例如呼吸比较急，或者需要呼吸机辅助呼吸（图6-24）。

（图片提供：袁皓）

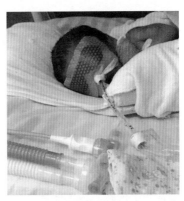

图6-24　机械通气中患儿

三、BPD早产宝宝会有哪些表现？

BPD宝宝可能会有以下一些表现，也可能是有以下所有的表现：

（1）呼吸快，呼吸音粗，有咳嗽或者哮鸣音；

（2）如果用听诊器可以听到湿啰音、破裂音；

（3）胸部肌肉向内牵拉，呼吸做功增加；

（4）有时候因为血氧水平低而看上去肤色发绀；

（5）依赖氧气；

（6）喂养时很容易疲劳或者呼吸比较费力。

四、BPD如何治疗

（1）吸氧，可以让呼吸变得容易些；

（2）可能要吸氧数周或数月；

（3）有些宝宝回家也要带着氧气；

（4）有时候需要使用一些药物帮助宝宝去掉肺内过多的水，使呼吸更容易；

（5）治疗BPD最好的方法是生长。需要时间，您宝宝的肺才能逐渐成长，肺组织变得健康；

（6）有些宝宝需要额外的热量来帮助他们生长，逐渐治愈。

五、BPD宝宝的居家撤氧护理

BPD宝宝需要的照顾比较多而细致，喂奶是重要的环节，希望能够使用加了添加剂的母乳或者高热量的奶粉，

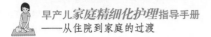
在血氧饱和度好的时候能够追赶生长。照护宝宝需要花费较多的精力，对于照顾者应进行挑选和衡量，经济支出也是可观的。使用BPD宝宝回家后逐步撤离氧气时要注意如果有以下问题可能会延长居家吸氧的时间：

（1）合并有相关其他医疗问题（肺动脉高压）：如果存在，应该注意维持血氧饱和度在95%以上；

（2）生长发育不全：不理想的氧合会导致生长缓慢，血氧饱和度在95%以上可以像同龄没有BPD宝宝一样生长；

（3）气候：BPD宝宝在冬天的几个月里很容易感染呼吸道病毒，可能需要增加用氧。故注意预防感染，家中来往的人数不要太多，接触宝宝的人都需要严格洗手；

（4）认真监测氧气吸入量好还是不监测好：不限制、不监测地使用氧气会有潜在的危险，但是理想的血氧饱和度并没有准确的报道；

（5）撤离氧气对于BPD宝宝非常重要：逐步地撤离氧气比突然的完全停止要好。但是关于是否应该在家中准备一台血氧饱和度监测仪，目前没有定论。支持的人认为如果家中备有血氧饱和度监测仪，可以按照以下表格中列举的时间顺序进行尝试性地逐步撤离氧气。在家中照顾的宝宝，如果发现表现异常应及时联系医院。

六、关于BPD的好消息

在之后的一两年内也许宝宝会很快长出新的肺组

表6-2　氧气撤离处方

回家天数	上午停用氧时间安排	下午停用氧气时间安排
1	1 h	0 h
2	1 h	1 h
3	1 h	1 h
4	2 h	1 h
5	2 h	1 h
6	2 h	2 h
7	2 h	2 h
逐步延长撤离时间		

织，随着宝宝的生长发育，大部分BPD宝宝也会逐渐好转。

早产宝宝窒息的观察和处理

窒息是指呼吸过程由于某种原因受阻或异常，所产生的全身各器官组织缺氧，CO_2潴留而引起的组织细胞代谢障碍、功能紊乱和形态结构损伤的病理状态。早产儿是发生窒息意外的高危人群。一旦宝宝呼吸不畅，而妈妈却没有及时发现，宝宝很快会窒息昏厥，造成大脑缺氧，甚至导致宝宝意外身亡。常见的早产儿窒息可分为呛奶误入气道或者宝宝口鼻被捂住不能呼吸造成的窒息。

一、呛奶导致的窒息

由于早产儿神经系统发育还不完善，如果奶汁误入气道且不能反射性的将奶汁咳出的话，则导致气道机械性阻塞而发生严重呼吸困难和缺氧，即称为"呛奶窒息"。呛奶窒息的宝宝可出现颜面青紫、全身抽动、呼吸不规则、吐出奶液或泡沫、鲜血、黑水等。宝宝的大脑细胞对氧气十分敏感，如抢救不及时极易造成婴儿猝死。

二、呛奶窒息的预防

（1）选取正确的喂养时机：不在宝宝哭泣或大笑时喂奶；不要等宝宝饿极了才喂奶，此时宝宝吃得比较急容易导致呛奶；如果宝宝吃饱了不可强行再喂，强迫喂奶容易发生意外；

（2）采用正确的喂养姿势或体位：人工喂养时，宝宝不能平躺，应采取斜卧位，奶瓶底高于奶嘴，同时让乳液充满奶嘴，防止吸入空气；

（3）控制喂养时的速度：母乳喂养时，如果妈妈泌乳过快，奶水过多时，用手指轻压乳晕，减缓奶水的流出，人工喂养的奶嘴口不可过大，倒过来应成滴而不是成线流出。要考虑到早产宝宝的实际吸吮吞咽呼吸协调的能力，如果不具备亲喂的能力时只能用奶瓶进行喂养。应该选择适合早产儿的奶瓶和奶嘴，而不是随便应用足月儿或者婴儿的奶瓶和奶嘴；

（4）喂养过程中的观察：不管是母乳喂养还是人工喂养，一定要边喂奶边观察宝宝面色表情，妈妈的乳房不可堵住宝宝的口鼻，若宝宝的嘴角有奶液溢出或口鼻周围变色发青，应立即停止喂奶。早产儿由于其神经系统等各方面发育不完善，更容易发生呛咳，还有对已经发生过呛咳的宝宝，都更应该加强观察。

三、呛奶窒息的急救方法

（1）轻微的溢奶或吐奶，宝宝会自己调适呼吸及吞咽

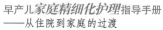
动作，不会吸入气管，只要观察宝宝的呼吸状况及肤色，如果宝宝哭声洪亮、中气十足且脸色红润，则表示并无大碍，无须处理。

（2）如果宝宝出现大量吐奶，则首先迅速将宝宝的脸偏向一边，以免呕吐物流入咽喉及气管，然后快速将口腔中的呕吐物清理出来，保持呼吸道通畅，最后用棉签清理鼻孔。

（3）但是如果发现宝宝声音变调微弱、吸气困难，同时吸气时胸廓凹陷，则说明奶液已经进入气管，则将其俯卧在大人膝上或床上，用力拍打背部四五次，使其能够咳出。如果仍然无效，则马上刺激足底，使宝宝疼痛而哭，加大呼吸，此时最重要的是让氧气进入肺部，同时拨打120，尽快送往医院。

（4）对于常吐奶的宝宝，父母应该加强观察，并适当抬高床头，让宝宝侧卧。喂奶时应该让宝宝头部略高，而且应该侧卧位喂奶，喂完奶后把宝宝竖起来，轻拍后背，直到打嗝后再将其放回床上。夜间更应该定期观察宝宝是否吐奶。

四、口鼻捂住导致的窒息

口鼻捂住导致的窒息除了母亲哺乳姿势不正确，乳头堵住口鼻引起窒息外，主要是由于睡眠时包被蒙头过严，捂住口鼻，不能呼吸引起窒息，或者是母亲熟睡时，身体和手臂堵住宝宝口鼻，引起窒息。详见第3章中睡眠

安全章节。为了防止可能的窒息和降低婴儿猝死综合征
（SIDS）的风险，宝宝应该总是仰卧着睡觉。永远不要把
宝宝放在水床上，背篼袋上，或者任何柔软到可以盖住脸，
阻止空气进入鼻子和嘴的东西上。塑料包装和袋子可能形
成一个密封的空间，如果放在嘴和鼻子上，可能会使宝宝
窒息。让它们远离宝宝。

五、成长过程中的异物导致的窒息

在早产儿回家后生长到几个月之后，可能会把所有的
东西放进嘴里来探索他们所处的环境。永远不要把小物件
放在宝宝够得着的地方，哪怕是一小会儿。异物导致的窒
息仍然是婴幼儿受伤和死亡的主要原因之一。在美国，平
均每五天就有一个宝宝死于食物窒息。多数宝宝窒息是吞
食某种食物、硬币或玩具所致。许多可列入"黑名单"的
最危险食物，实际上还是很有营养的食品，这让妈妈们更
容易忽视其潜在威胁。而它们之所以危险，就在于其形状、
质地和大小，它们共同的特点包括难以咀嚼、质感Q弹、
黏稠度过高或潜藏硬物等，如整颗的果冻、坚果和种子、
蜂蜜、大块的肉或奶酪、整粒葡萄及带核的水果（如荔枝、
桂圆）、糖果（包括硬糖、水果软糖或黏糊糊的糖果）、麻
花、爆米花、大坨花生酱、多纤维或生的蔬菜、太长的面
条、多刺的鱼等。如果发现宝宝突然出现脸色发紫、呼吸
困难、意识丧失、咳嗽声微弱、吸入时会发出很小的或尖
细的声音时，应强烈怀疑是否存在异物窒息。

1. 异物窒息的预防

（1）喂食宝宝前，确保将这些食物切成小丁或分成很小的份，这样宝宝就是直接吞咽，也不会卡住喉咙。宝宝吃饭时，大人也必须在旁监督，因为从吞咽到窒息只是几秒钟的事。尤其是早产儿，他们总是发育地偏慢，所以更应该小心。

（2）如果宝宝开始爬行了，需要注意地板上可以抓取的东西，包括硬币、弹珠、笔帽、橡胶球及周边的杂物，只要是能被宝宝放进嘴里的东西，都要事先收好。

2. 异物窒息的急救方法

当宝宝发生异物窒息时，千万不要把手指放在宝宝的嘴里或喉咙里，这可能会让异物进一步深入气管，让问题更严重。最佳急救时间是窒息后 4 min 之内，窒息超过 8 min，会给宝宝的大脑造成不可逆转的损害。宝宝窒息最简单、也是最重要的急救手法就是交替用力拍击背部和推动胸部，使肺部残留气体形成强力气流，让异物冲出。取坐位，将手张开成 V 字形，罩住宝宝的脸。用一只手臂贴着宝宝前胸，另一只手臂托住宝宝后背部，将其身体轻轻翻转，脸朝下趴在您的大腿上。

让宝宝手臂和双腿分开，跨在您的手臂或大腿上，用力向下拍打背部 5 次。心肺复苏和急救培训人员建议，要真正用力拍，而不是轻轻拍，以便肺部气流能直入气管、驱除异物。

如果拍打动作没能让宝宝吐出阻塞物，再重复做推动胸部的动作。把宝宝身体翻转向上躺在您的大腿上，也可放在坚硬的地板或床板上；将食指和中指放在宝宝上腹部，顺着胸骨轻柔而快速地上推胸部，重复五次，或直到异物排出。注意，手指接触宝宝的胸骨，掌部则轻轻抬起。推时动作不要过猛（图6-25）。

继续交替做拍打背部五次和推动胸部5次的动作，直到阻塞物被吐出来。如果不奏效，应立即拨打120急救电话。同时可为宝宝进行口对口人工呼吸直到宝宝窒息症状解除或救护车已到达为止。

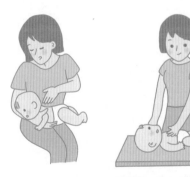

图6-25 异物窒息的急救方法

早产宝宝居家心肺复苏

　　心肺复苏术（cardio-pulmonary resuscitation, CPR）是一种急救技能，指人在心跳和呼吸停止的情况下，采用胸外按压和人工呼吸使患者恢复心跳和呼吸的急救方法。一般在人停止心跳4分钟内，对其采取心肺复苏术，可以提高生存机会。成人和婴儿由于生理结构的不同，实施心肺复苏也有些不同，以下介绍的是对早产宝宝出院回家后在家中发生危险状况时的心肺复苏术。

一、判断脉动

　　（1）迅速将婴儿放在坚硬的平台上，轻拍婴儿的脸，大声叫他的名字，检查意识。打开婴儿衣服，摸颈动脉、股动脉，看有无脉动。同时拨打紧急呼叫电话。

　　（2）打开呼吸道。以压额推下巴法打开呼吸道，保证呼吸道通畅。看看胸部有无起伏，用3～5 s的时间去感觉是否仍有呼吸。

二、简单急救

（1）液体食物导致窒息：施救者用手托住婴儿颈部，打开呼吸道，将婴儿反复抬举几次，观察是否有呼吸。

（2）固体食物导致窒息：施救者让婴儿俯身，头朝下，托起颈部，打开呼吸道，拍击婴儿背部，观察异物是否排除。

三、人工呼吸

（1）准备姿势：施救者站在婴儿头部，深吸气后俯身将口对准婴儿口部。

（2）施救者的嘴和婴儿的口鼻密合后，向婴儿进行人工呼吸（每一次吸气的时间 1 ～ 1.5 s）之后，观察婴儿胸部起伏的情形，待胸部完全落下之后给婴儿呼气的时间，再给婴儿吹第二口气。

（3）若是吹气时胸部没有升起，应注意头颈位置是否适当，呼吸道内有无异物，吹气时施救者的口有没有与婴儿的口鼻密合。明确呼吸道畅通后，再放回压胸的位置（图6-26）。

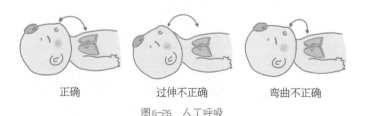

| 正确 | 过伸不正确 | 弯曲不正确 |

图6-26　人工呼吸

（4）检查颈动脉 5～10 s，评估脉搏的情形。一手维持压额的姿势，另一手的示指和中指，仔细地感觉颈动脉是否有脉动。如果颈动脉有脉动，则只需施行人工呼吸，若是没有脉动也无呼吸，则必须进行婴儿心肺复苏。当婴儿还有心跳时，施行心外按压非常危险，将会造成心跳紊乱。

四、胸外按压

（1）施救者的姿势：施救者站着或将双膝分开跪在婴儿的肩膀和胸部侧面。同时找准按压位置。

（2）胸外按压的位置（图6-27）：按压位置应在婴儿两个乳头连线中间的胸骨上方。如果无名指摸到胸骨的末端心窝处时，应该稍微往上靠紧，以免压到剑突，造成肝脏破裂。若手指太粗，则以中指压按即可，但是仍要把无名指靠上，这样比较有力。

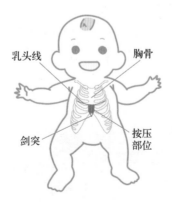

图6-27　胸外按压的位置

（3）具体手法

● 双手环压：适合身体较小的婴儿。把婴儿平放，右手的大拇指叠放在左手大拇指指甲处，两手的其余四指并拢，围拢婴儿身体。按摩时，以大拇指指头的力量垂直下压2～3 cm，速度是每分钟至少100下，连续按压5下，最多约花3 s，再做一次人工呼吸。按压时大声数"一下、二下、三下、四下、五下"，说"一"时手便下压，说"下"时手放松，下压与放松之间的动作，必须平稳有节奏，而不可任意暂停（图6-28）。

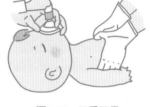

图6-28 双手环压

● 单手按压：适合身体较大、双手难以围拢的婴儿。施救时，一只手压额，另一只手的示指、中指和无名指靠拢，放在胸骨的中线上，示指的高度在乳头连线上，而示指让开后即是按摩的位置。实施时中指和无名指并拢用力，着力时手指和胸骨垂直，不可以前后摇动（图6-29）。

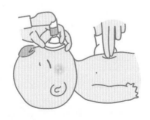

图6-29 单手按压

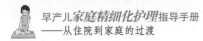
● 重复压胸和吹气动作，进行心肺复苏术 1 min，约 20个循环后检查脉搏。若有呼吸，则停止CPR，采取复苏的姿势，保持呼吸道畅通，给予保暖，并马上送医院。

[扫描二维码，观看视频操作]
早产宝宝居家心肺复苏

附录1：住院期间和出院后应该何时求救？

如果觉得宝宝需要治疗需求，在住院期间可以呼叫他/她的主管医生。有些问题需要立刻解决，有些问题可以等到查房的时候提出。

一、如果住院期间有以下问题应立即向医生护士求救

（1）有一次或多次的呼吸暂停，并且需要刺激；

（2）有呼吸问题，如呼吸时有声音、呻吟、呼吸比平时加快、有吸凹，鼻子、嘴唇、手指末梢、皮肤等发紫；

（3）癫痫发作；

（4）很难叫醒或精神萎靡。

二、出院后什么情况需要拨打120

（1）呕吐物或大便中有血；

（2）肛温超过37.5℃；

（3）肛温低于36.5℃。应对措施：多穿衣服，戴帽子，

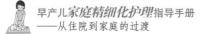

用襁褓保暖，打电话叫医生；

（4）有皮肤黄染或眼睛黄染；

（5）呕吐，并且不能继续喂养；

（6）24小时有少于6次湿的尿布。这可能是脱水的表现，如果还表现为眼睛凹陷，前囟凹陷，或哭的时候没有眼泪就极有可能是脱水。

三、出现以下情况，您在正常工作时间也应该打电话给宝宝的照护者

（1）吃得比平时少，或者显示食欲出现变化；

（2）频繁哭闹，烦躁、不舒服；

（3）便秘，没有大便；

（4）喂养时，吐口水增加；

（5）感冒没有好转，或一些天后症状加重；

（6）有皮疹；

（7）比往常苍白；

（8）比平时少活动；

（9）如果您认为宝宝在某些方面不正常，您可以打电话给他的照护者。打电话确认宝宝是健康的。

附录2：下一胎之前的优生优育咨询

我的下一个宝宝也会早产吗？

即使您做的一切都好，您也会过早地生下一个宝宝。您知道这是真的，因为它发生在您身上。您在37周前生下了一个小宝宝。在37周怀孕前出生，称为早产。现在或将来，您可能会考虑再次怀孕。您可能会对生下一个宝宝感到兴奋。或者您可能担心您的下一个宝宝也会早产。如果您对早产儿有过悲伤或不愉快的经历。您可能害怕再次怀孕。花点时间确保再次怀孕对您来说很重要。请不要因为宝宝早产而责备您自己。利用您的经验尽可能多地学习，这样您就可以增加您的下一个宝宝足月出生的可能性。

一、为什么有些女性比其他女性更容易早产？

没有人确切知道是什么导致一个女人早产。但有一些事情会让女人过早生宝宝。这些被称为风险因素。以下是早产的危险因素：

（1）已经生过一个早产儿；

（2）怀上双胞胎、三胞胎或更多；

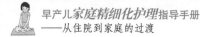

（3）子宫（子宫）或子宫颈（子宫底部打开让婴儿出来的部分）出现问题；

（4）吸烟、饮酒或吸毒；

（5）超重或者体重过轻；

（6）有健康问题，如高血压或糖尿病；

（7）怀孕期间感染的，如性传播感染或肾脏感染；

（8）很快又怀孕了；

（9）生活中有很多压力；

（10）家族有早产史。

即使您有一个或多个这些危险因素，也并不意味着您会有一个早产儿。

二、怀孕9个月能做些什么来帮助您？

您和您的伴侣可能会采取一些措施帮助您延长怀孕时间。在您再次怀孕前和您的医生谈谈，然后问以下问题：

1. 为什么我的宝宝出生太早？

有时，没有任何征兆，就会早产。其他时候，可能有一个原因，比如高血压，导致了早产。在某些情况下，如果母亲的健康或婴儿的健康处于危险之中，就必须提前分娩。您和您的医生可能会做一些事情来帮助您在下一次怀孕的时间更长。

2. 我需要去看医生吗?

与您的家人谈谈,让他们从接受过照顾早产风险因素妇女培训的专家那里获得第二个意见。

3. 什么是早产?

在怀孕37周前,分娩开始得太早。早产的迹象往往与正常分娩相同,只是发生得太早了。如果您已经有了早产儿,了解早产的迹象对您来说真的很重要。

早产迹象

◇ 每10分钟或更频繁的收缩会使您的腹部像第一次一样收紧

◇ 阴道分泌物颜色改变,或阴道出血

◇ 宝宝在往下推的感觉,这叫作骨盆压力

◇ 下腹部隐隐作痛

◇ 感觉像月经般疼痛

◇ 有或无腹泻的腹部绞痛

4. 如果我有任何早产迹象,我该怎么办?

即使您只有一个早产迹象,也要打电话给您的保健医生。他/她可能会告诉您:

(1)去医院;

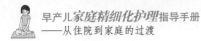
（2）停止工作；

（3）左侧卧位休息1小时；

（4）喝两到三杯水或果汁，不要喝咖啡或苏打水。

如果症状恶化或不消失，再打电话给您的医生或去医院。如果症状消失了，那就放松一下。

5. 我能对我的风险因素做些什么？

早产的一些危险因素是您可以做的事情，比如戒烟或戒酒治疗。

附录3：出院后的护理支持——微信公众号、微信群等

一、微信公众号

（1）"宝宝回家了"微信公众号，定期推出育儿知识，管理者为宝宝护士长及专科护士。

（2）"早产儿之家"微信群，提供专业护理指导，管理者为宝宝护士长及专科护士。

（3）"新生儿袋鼠宝宝"微信群，提供专业造口护理及其并发症的预防和处理，居家照护指导及营养指导，管理者为新生儿护士长及伤口造口专科护士。

（4）"新生儿蝴蝶宝贝"微信群，提供大疱表皮松解症的居家护理指导，管理者为新生儿护士长及伤口造口专科护士。

（5）"NICU母乳喂养"微信群，提供母乳喂养信息推送，母乳喂养指导，管理者为护士长及母乳咨询师护士。

（6）"NICU出院指导"微信群，提供出院后居家照护

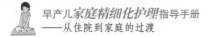

指导，管理者为家庭照护护士。

二、门诊随访——如何预约、有哪些门诊及诊疗时间

（1）现场预约：凭妈妈身份证原件及患儿就诊卡至医院便民服务中心现场实名预约（预约开放周期28天）。

（2）诊间预约：医生协助门诊随访患儿实名预约（预约开放周期180天）。

（3）出院预约：医生协助出院随访患儿实名预约（预约开放周期180天）。

（4）网上预约：登录网站点击"网上预约"（预约开放周期7天）。

- 儿科医院：http://ch.shmu.edu.cn/
- 医联网：www.shdc.org.cn

（5）电话预约：24小时预约电话95169（预约开放周期7天）。

（6）自助预约：凭妈妈身份证原件及患儿就诊卡至医院自助服务机实名预约（预约开放周期7天）。

（7）手机微信预约：关注复旦大学附属儿科医院公众号，绑定妈妈身份证或患儿就诊卡实名预约（预约开放周期7天）。

（8）手机APP预约：下载复旦大学附属儿科医院APP

软件，绑定妈妈身份证或患儿就诊卡实名预约（预约开放周期7天）。

（9）手机支付宝预约：关注支付宝生活号，绑定妈妈身份证或患儿就诊卡实名预约（预约开放周期7天）。

温馨提示

（1）网上、电话、自助、微信公众号、APP、支付宝生活号暂不开放（年龄＜3个月以下的患儿）预约。

（2）本市户口儿童需携带统一的医保卡；非本市户口儿童须填写患儿资料后再预检挂号。

（3）医院实施预约服务，如通过各种预约途径预约前来就诊的患儿可直接去人工收费窗口、一站式自助服务终端机挂号收费或在微信/APP软件上在线支付，节省挂号排队等候时间。

（4）对于一些年龄小于3个月患儿；急性发病如面色差、精神不佳或神志不清的患儿；对发热耳温超过39.5℃，尤其以往有惊厥史的患儿；对急性呼吸困难严重哮喘发作、气道异物、喉梗阻的患儿；对心律失常、昏厥伴休克的患儿；对频繁呕吐、呕血便血的患儿；对急性头痛、呕吐、抽搐的患儿；对各种急诊外科、骨折、烫伤的患儿，请直接去急诊咨询。

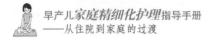
三、专科门诊

门诊名称	门 诊 内 容	门诊时间
伤造口门诊	（1）造口护理：各种儿童造口护理及其并发症的预防和处理，造口用品的选择及使用指导，居家照护指导及营养指导等 （2）伤口护理：处理各种儿童手术伤口、急慢性伤口、药物外渗引起的创面、肿瘤伤口、压力性损伤和瘘管等 （3）新生儿皮肤护理：处理新生儿皮肤问题，例如，红臀的处理、大疱表皮松解症的治疗护理等	周一上午 周四下午
早产儿随访门诊	以危重症、早产儿、先天疾病为主。不断开展新技术，住院新生儿病死率明显下降。主要医疗技术有： （1）呼吸管理技术，从无创通气到高频通气 （2）吸入一氧化氮治疗新生儿持续肺动脉高压 （3）亚低温治疗新生儿缺氧缺血性脑病 （4）早产儿救治技术	周二上午
高危儿随访门诊	新生儿缺氧缺血性脑损伤的防治，极低体重儿的临床管理	周四下午

（续表）

门诊名称	门诊内容	门诊时间
脑发育随访门诊	新生儿急重症和疑难病症的诊治，主攻方向为围产期脑损伤的防治，尤其是新生儿缺氧缺血性脑病的亚低温治疗和脑发育的远期随访等	周三下午
神经发育遗传咨询	解读分子诊断报告，后期干预	周二上午；周五下午
早产儿护理咨询门诊	早产儿特殊护理、居家护理	周四下午